JN334819

Basic Rules & Principles of Modern Kampo

本当に今日からわかる漢方薬シリーズ①

鉄則 モダン・カンポウ

モダン・カンポウのよりよい使い方の
知恵を鉄則としてまとめました

著 | 新見正則　帝京大学 医学部 外科 准教授

モダン・カンポウに
トラディショナル漢方の知恵を！

▶フローチャートの整理と次へのステップアップ

心得　処方　選択　副作用　増強　思いつかない　効かない　勉強のヒント　理論をクリアに

株式会社 新興医学出版社

Basic Rules & Principles of Modern Kampo

Masanori Niimi, MD, DPhil, FACS

© First edition, 2012 published by
SHINKOH IGAKU SHUPPAN CO. LTD., TOKYO.
Printed & bound in Japan

推薦の言葉

　新見正則先生が、「本当に明日から使える漢方薬シリーズ」3部作（「本当に明日から使える漢方薬7時間速習コース」、「フローチャート漢方薬治療」、「簡単モダン・カンポウ」）に続く「本当に今日からわかる漢方薬シリーズ」の第1弾として本書をまとめられました。どの処方を選ぶか、一筋縄ではゆかないのが実地臨床です。その解決策や思考方法などの手助けとして生まれたのが本書です。既刊3冊とほとんど同じ内容も含まれますが、よりわかりやすく、違う角度から解説し、さらにステップアップ用ともなっています。

　「外来診療での心得」で、患者さんと一緒に適切な処方を探すというのは、医師の力が抜け、この方法でやれば楽しくなるでしょう。私は十数年前から水泳を習っており、なかなか上手に力を抜くことが出来ません。最近漸く新しいトレーナーから懇切な指導を受けて力が抜けるようになり、急に水泳が楽になりました。まさにそれを教えているのが本書です。「モダン・カンポウは西洋医がリラックスして使用する立ち位置の概念」（カンポウの進化と未来 ①）です。

　「処方の鉄則」「処方選択の鉄則」で、実際的な処方の選択法、「効果増強の鉄則」で、服用法など重要な点を述べ、さらに「思いつかない時の鉄則」「効かない時の鉄則」などは他の本にない異色の章です。昔から漢方の医書には、難しい文章を多く含むものがあり、臨床の役には立ちません。新見先生が、「治療に結びつかない言葉遊びは全く興味がない」（漢方理論をクリアに ⑨）と記されているのは全く同感です。

　本書は、わかりやすいけど、内容は高度です。「生薬から眺めるといろいろなことが見えてくる」（漢方理論をクリアに ⑫）と述べています。処方の働きの理解には生薬への理解が必要でしょう。漢方治療の実際に役立つ優れた本です。既刊の3冊から読むと理解しやすいですが、この本を最初に手にする読者の方にも役立ちます。ぜひお読みください。

　平成24年4月1日

　　　　　　社団法人日本東洋医学会元会長名誉会員　松田邦夫

はじめに

　この本は「本当に明日から使える漢方薬シリーズ」3部作に続く「本当に今日からわかる漢方薬シリーズ」の1冊目です。モダン・カンポウの立ち位置や使用法、コツなどを鉄則、心得、ヒントなどとして並べています。今までの3冊にほとんど同じ内容が含まれていますが、わかりやすく違う角度から解説してもらいたいとのご要望が多数有り、書籍としました。そしてややステップアップ用となっています。

　思えば約35年前に、大学受験の勉強をしているころにたくさんの書籍にお世話になりました。それらの書籍の中には、同じ内容でありながら、いろいろな側面からのわかりやすい解説がありました。そんな本に助けられて勉強がはかどった記憶が急によみがえりました。同じことがすでに書いてあるから必要ないと思っていましたが、それは僕の勘違いでした。

　読者の先生方に、わかりやすくモダン・カンポウを理解していくためであれば、こんな本も必要だろうと思い直したのです。既刊の本当に明日から使える漢方薬シリーズの3冊、「本当に明日から使える漢方薬7時間速習コース」、「フローチャート漢方薬治療」、「簡単モダン・カンポウ」を読んでからこの本を使用した方が、理解しやすいと思います。しかしこの本から読んで頂いても結構です。

　この本の知識のベースは松田邦夫先生に陪席時に教えて頂いている知恵と松田邦夫先生の講義です。それに僕なりの視点を加えています。ですから本書の内容の根源は松田先生にあり、文責はすべて僕にあります。

　皆様がモダン・カンポウを勉強する上での頭の整理と少々のステップアップのお役に立てば幸いです。そして、モダン・カンポウの立ち位置からカンポウの世界に入り、是非、漢方の神髄に少しでも近づいていただければ本望です。

モダン・カンポウへのパラダイムシフト

トラディショナル漢方	西洋医学の補完医療の漢方（モダン・カンポウ）
「漢方治療」	「漢方薬治療」　　　　　（「大塚敬節著作集」より）
漢方医が処方する	西洋医が処方する
煎じ薬に重きを置く	エキス剤しか使用しない
すべての病気を治したい	西洋医学で治らないものがメインターゲット
仮想病理概念に基づく	現代医学的な視点からの理解を
古典がすべて	古典を最初から読む必要はない
漢方診療は必須	漢方診療はしたほうがよいが必須ではない
経験が必要	明日からでも処方可能
将来はこちらも行いたい	まず、こちらで始めよう
有効性は比較的高い	効かない時は順次処方を変更すればよい

　上の表はトラディショナル漢方からモダン・カンポウへのパラダイムシフトです。パラダイムシフトとは、「認識のしかた」や「考え方」、「常識」、「支配的な解釈」、「旧態依然とした考え方」の変換という意味ですが、まさにこの逆転の発想がモダン・カンポウの根幹をなしています。西洋医のための補完医療として、現代西洋医学的治療では治らない症状や訴えに対して、保険適応であるエキス製剤を使用して治療を行います。漢方の古典を読んだほうがよいが敢えて読んでいなくてもよいし、漢方理論を知っていたほうがよいが敢えて知らなくてもよいし、腹診をできたほうがよいですが敢えてできなくてもよいのです。その代わり、最初から当たることはないかもしれないと医師も患者も理解しておきます。その欠点は漢方エキス剤を順次処方することで補うのです。医師と患者の協働作業で適切な漢方薬を探しにいくのです。このパラダイムシフトを理解して、リラックスした気持ちで困っている患者さんに対応してみてはどうでしょうか。

目次

第❶章　規範

❶西洋医が西洋医学の補完医療として漢方エキス剤で対処する……2
❷西洋医学的処方と同じ気持ちで接するとたちまち嫌気がさす……3
❸漢方、カンポウ、Kampo どれがいいの？……………………………4
❹モダン・カンポウにトラディショナル漢方の知恵を………………5

第❷章　外来診療での心得

❶「何か困ることはありますか？」といつも尋ねよう ………………8
❷カンポウでは体全体が治ることがあると納得しよう………………9
❸忙しい外来で腹診を敢えて全員に行う必要はない…………………10
❹脈は必ず診よう、スキンシップの為にも……………………………11
❺目標は医師も患者も満足し、でも控えめで…………………………12
❻患者さんと一緒に適切な漢方薬を探すことを楽しもう……………13
❼最初から当たることを期待しない、治す気持ちを大切に…………14
❽漢方治療は養生の１つ、カンポウだけに頼ってはダメ……………15
❾罹った年数の半分必要……………………………………………………16
❿患者離れを潔く、「僕には手に負えない」と言おう ………………17
⓫漢方薬は正しく読めるように、格好悪いから………………………18
⓬保険病名はできるかぎり整合性を合わせよう………………………19
⓭なんとなく……な患者さんもいる………………………………………20
⓮漢方で法外なお金儲けをしますか？……………………………………21

第❸章　処方の鉄則 ……………………………………… ㉓

- ❶名医ほど少ない処方数で多くの症状に対処する………………24
- ❷１剤または相性のよい２剤から、歴史的に有効な組み合わせで…25
- ❸まず４週間処方して、判断しよう……………………………26
- ❹１日３回適当に飲む、２回でも結構有効 ……………………27
- ❺「西洋薬剤は続行ですよ、くれぐれも止めないで下さい」………28
- ❻複数処方して、本人に選ばせることも…………………………29
- ❼治っても３カ月は飲む、すぐ止めても再発すれば再開すればよい ……30
- ❽漢方薬や漢方類似サプリは要注意………………………………31
- ❾再診時は味を聞こう、「良薬は口に苦し」ではない………………32
- ❿他の症状がよくなっていれば主症状が不変でも続行……………33
- ⓫身体意識に敏感になってもらおう………………………………34
- ⓬桔梗湯⑬は冷やしてうがいしながら飲む………………………35
- ⓭子どもの内服量は適当に、小学生 1/2、幼稚園 1/3、他 1/4………36

第❹章　処方選択の鉄則 …………………………………… ㊲

- ❶「フローチャート漢方薬治療」を活用しよう、iPhoneアプリも‥38
- ❷手元にある処方で頑張ろう、限られた処方でも結構治る…………39
- ❸風邪で勉強しよう、自分や家族に適切な漢方薬を知ろう…………40
- ❹風邪のカンポウ、他にもいろいろ………………………………41
- ❺どちらか悩めば、虚証用の漢方薬を処方しよう…………………42
- ❻麻黄、大黄がなければ、実証用から処方しても大丈夫……………43
- ❼病気や症状が長引けば、小柴胡湯⑨を併用しよう………………44
- ❽小柴胡湯⑨が効かない時は半夏瀉心湯⑭を試してみよう………45
- ❾有効な薬剤同士を併用しよう……………………………………46

❿ 1剤を確かめた後に併用を……………………………………47
⓫ こんな症状にこんなカンポウが効くの？……………………48
⓬ 桂枝湯㊺を加えるとマイルド（虚証向け）になる…………49
⓭ 麻黄が飲めるか飲めないかは、飲んでみないとわからない…50
⓮ 柴胡加竜骨牡蛎湯⑫の不思議、虚証にも結構使える ………51
⓯ 虚実は混在している、実証向け処方＋虚証向け処方もOK ………52
⓰ 生理・妊娠・出産に関する訴えには当帰芍薬散㉓…………53
⓱ 実証用と虚証用を覚えよう……………………………………54
⓲ まず、急性症を治す、慢性疾患はゆっくり治す……………55
⓳ 早見えのする時は要注意………………………………………56
⓴ 漢方薬を構成する生薬から有効性の類推を…………………57
㉑ 大黄の有無でカンポウを考える………………………………58
㉒ 生薬の足し算で作用が変わる…………………………………59
㉓ エキス剤の足し算で昔の処方を作る…………………………60
㉔ 当帰湯⑩は参耆剤で山椒を含む、大建中湯⑩の親戚みたい……61
㉕ 昔、大承気湯⑬は頻用処方、便秘を治すと気が晴れる ………62
㉖ 四物湯㉜（女性の妙薬）と併用する…………………………63
㉗ 痛みにはまず芍薬甘草湯㉘……………………………………64
㉘ 反対の症状に効くことも………………………………………65
㉙「○○の聖薬」を覚えよう……………………………………66
㉚ 条文が読めるようになるとかえって要注意…………………67
㉛ 駆瘀血剤は女性だけのカンポウではない……………………68

第5章　副作用の鉄則　69

❶「何かあれば中止ですよ」……………………………………70
❷ 漢方薬でも死亡例はある………………………………………71
❸ 原因不明の症状で入院したらともかくカンポウは中止……72

- ❹麻黄剤では血圧が上がることも、狭心症にも注意……………………73
- ❺麻黄では尿閉も起こりうる……………………………………………74
- ❻麻黄を含むカンポウを覚えよう………………………………………75
- ❼2〜3ヵ月に1回は肝機能とカリウムのチェックを行おう…………76
- ❽昔は漢方の長期投与は念頭にない……………………………………77
- ❾低カリウム血症の患者さんには甘草は注意して処方を……………78
- ❿甘草は多くの漢方薬に含まれているので、甘草を含まない漢方薬を覚えよう……79
- ⓫漢方薬は食べ物の延長、アレルギー反応は起こりうる……………80
- ⓬地黄、石膏、当帰、麻黄などは胃に障ることがある………………81
- ⓭保険適応エキス剤に流産・早産の報告はないが、妊婦には要注意………82
- ⓮心下振水音は消化機能が弱い証拠、麻黄剤は禁止というヒント…83

第❻章　効果増強の鉄則 …………………………………… 85

- ❶西洋医学的な考え方と同じで、内服回数を増やそう………………86
- ❷内服回数は同じで薬の効果（薬力）が強いものを使用する………87
- ❸敢えて麻黄剤を併用する………………………………………………88
- ❹副作用のない脇役を加える……………………………………………89
- ❺附子の併用、1g/日で増量し6g/日までは基本的に安全…………90
- ❻内服量を減らして有効なことがある、高齢者や慢性の下痢などで……91
- ❼生薬のバランスの変更、エキス剤でも結構できる…………………92
- ❽全体処方と部位別処方の併用…………………………………………93
- ❾皮膚疾患では特に便秘の解消を！　大黄には駆瘀血効果もある…94
- ❿下痢の真武湯㉚は熱服で、アツアツで飲む…………………………95
- ⓫生のショウガを加える…………………………………………………96
- ⓬ゆっくりと少しでも実証になるように、補う治療を気長に時間をかけて……97
- ⓭母子同服（子どもの気が高ぶるのは、母親の気の高揚が伝わるから）……98

第❼章　思いつかない時の鉄則 …………………………………… 99

- ❶治せるものから治してみよう………………………………… 100
- ❷腹診で処方のヒントが得られる……………………………… 101
- ❸ともかく困ったときには柴胡桂枝湯⑩……………………… 102
- ❹疲れ・食欲不振・心身症というキーワードに着目して処方を… 103
- ❺ベストマッチ、柴胡剤＋駆瘀血剤…………………………… 104

第❽章　効かない時の鉄則 ………………………………………… 105

- ❶虚実を間違えていないか疑おう、思い込みは禁物、試してみればいい…… 106
- ❷気の巡りが良さそうに見えても香蘇散㊳や半夏厚朴湯⑯を試そう…… 107
- ❸虚証の葛根湯①ともいわれる、真武湯㉚を試そう………… 108
- ❹「怪病は水の変」わからない訴えは水毒を疑おう………… 109
- ❺脈を真剣に診てみよう、どう見ても実証だが虚証かもしれない… 110
- ❻最初の処方に戻ってみよう、最初の処方が効くことがある…… 111
- ❼駆瘀血剤でひとゆすり、その後の漢方薬がより有効に…… 112
- ❽当たり前だが病は気から、気分を変えてみる（移精変気）…… 113

第❾章　更なる勉強のヒント ……………………………………… 115

- ❶漢方のアナログ感に慣れること、現代医学は特にデジタル化している…… 116
- ❷漢方はコンセンサスガイドラインの集積と叡智の結晶…… 117
- ❸コンセンサスガイドラインには誤りもある………………… 118
- ❹最初は白紙で、ステップアップでは批判的に……………… 119

- ❺ 漢方薬は江戸時代の寿命延長にはあまり役に立たなかった？ ････120
- ❻ 打率を上げたくなれば，トラディショナル漢方を勉強しよう････121
- ❼ 古典を読もう，新しいものから順に古いものに向かって･･･････122
- ❽ 古典を読もう，でも古典は絶対か？ 昔からいいとこ取りをしている ････123
- ❾ せめて自分のカンポウワールドでは整合性を保つように努力しよう････124
- ❿ 自分のカンポウワールドを築こう，まずはミニマム15処方から･･････125
- ⓫ その人は，その考え方は本物か？ アナログの世界でも整合性は大切！････126
- ⓬ 学生がいくらカンポウを勉強しても上手にならない？････････････127
- ⓭ いっそ，宗教がかってみたらどう？････････････････････････････128

第❿章 漢方理論をクリアに ････129

- ❶ 漢方理論や腹診は荒唐無稽か･･････････････････････････････････130
- ❷ 実証と虚証をできるだけ簡単に，筋肉量と消化機能に比例する････131
- ❸ 実証と虚証の臨床応用，相対的なもの，実証は我慢もできる････132
- ❹ 実証は抵病力があり症状や反応が出やすい････････････････････133
- ❺ 陰陽と寒熱はほぼ同じ，デジタルでは理解できない･･･････････134
- ❻ 六病位・表裏は時間経過との理解を････････････････････････135
- ❼ 気虚とは「気合いが足らずに」人参や黄耆が効く状態･･････････136
- ❽ 気逆は桂皮・麦門冬・黄連・黄芩・山梔子・茯苓などが有効な状態･･････137
- ❾ 気うつは，厚朴・蘇葉・香附子・木香などで楽になる状態･･････138
- ❿ 血虚は貧血様の状態で四物湯⑦（当帰・芍薬・川芎・地黄）が有効････139
- ⓫ 瘀血：牡丹皮・桃仁・川芎・紅花・大黄・川骨・当帰などが有効な状態･･････140
- ⓬ 漢方薬を構成生薬から理解すると，たとえば当帰芍薬散は？ ･････141
- ⓭ 水毒（水のアンバランス）を治す漢方薬は多種多様･･････････142
- ⓮ 和解剤としての柴胡剤････････････････････････････････････143
- ⓯ 腎虚とは八味地黄丸⑦が効く状態････････････････････････････144
- ⓰ 腹診をデジタルに！ なんとか簡単に理解できないか････････145

第⓫章　カンポウの進化と未来 …………………………………… 147

1. カンポウが当たり前の医療に……………………………………………… 148
2. モダン・カンポウへのパラダイムシフト、立ち位置の変化を知ると楽になる … 149
3. 漢方のRCT研究は必要だが、正しく漢方の魅力を説明する必要がある … 150
4. 保険適応漢方エキス剤の使用が広がれば医療費の削減につながる？… 151
5. 煎じ薬とエキス剤どちらがいいの？……………………………………… 152
6. カンポウも新しい領域に使用されている、実は「随証治療」も新しい … 153
7. 古きものが尊からず………………………………………………………… 154
8. マウスの移植実験から見えたもの………………………………………… 155
9. その先にあるものは？　人それぞれで求めていきましょう…… 156

第⓬章　カンポウQ&A …………………………………………… 157

一般臨床において………………………………………………………… 158
- Q1　安全に処方するコツはありますか？ ……………………………… 158
- Q2　お話のコツはありますか？ ………………………………………… 159
- Q3　再診はいつ頃がよいですか？ ……………………………………… 159
- Q4　漢方薬続行の判断はどのようにしたらよいでしょうか？ …… 159
- Q5　子どもの投与量はどうしたらよいでしょうか？ ……………… 160
- Q6　大人での投与量はどうしたらよいでしょうか？ ……………… 160
- Q7　漢方エキス剤の飲み方について教えて下さい ………………… 161
- Q8　反対の効果に効くとききましたが本当ですか？ ……………… 161
- Q9　軽快後の漢方薬の投与期間について教えて下さい ………… 161
- Q10　漢方薬をずっと飲み続けてもよいですか？ …………………… 162
- Q11　顆粒が飲めないときにはどうしたらよいでしょうか？ ……… 162
- Q12　麻黄のムカムカはいつ起こるのですか？ ……………………… 162

Q13	お酒と一緒に飲んでもよいですか？	163
Q14	西洋薬と漢方薬を併用する場合、注意を要するものは何ですか？	163
Q15	甘草含有製剤による副作用が起こりやすい状態は？	164
Q16	間質性肺炎の注意点は？	164
Q17	黄芩のみが間質性肺炎の原因でしょうか？	165
Q18	麻黄剤は緑内障に禁忌なのですか？	165
Q19	漢方薬で検査値が異常になることはありますか？	165
Q20	漢方のカロリーはどのくらいですか？	165
Q21	ナトリウム含有量はどのくらいですか？	166
Q22	カリウム含有量はどのくらいですか？	166
Q23	漢方薬とワルファリンの相互作用について教えて下さい	166
Q24	なぜ乳糖でもアレルギーが起きるのですか？	167
Q25	煎じ薬と漢方エキス剤はどちらが有効ですか？	167

一般的なことについて　168

Q26	学生への教育について教えて下さい	168
Q27	中国での漢方エキス剤の普及について教えて下さい	168
Q28	漢方と言われるようになったのはどうしてですか？	168
Q29	同じ処方名でも日本と中国で生薬量が異なるのはなぜですか？	169

漢方薬に関する医療行政的な位置から　170

Q30	医療用漢方エキス剤は通販では買えないのですか？	170
Q31	漢方製剤はなぜ臨床試験なしで承認を受けたのですか？	171
Q32	漢方エキス剤が煎じ薬と同等性があるとはどういう意味ですか？	171
Q33	メーカーによって効能効果が異なるのはなぜですか？	172
Q34	メーカーで生薬の配合比率が異なることがあるのはなぜですか？	172
Q35	一般用漢方処方の手引きとは何ですか？	173
Q36	錠剤やカプセルなどの他の剤型をつくるためには？	173
Q37	煎じ薬に健康保険は効くのでしょうか？	174
Q38	承認外使用方法について教えて下さい	175

Q39	保険適応外使用方法について教えて下さい	175
Q40	処方せんの書き方について教えて下さい	176
Q41	医薬品と食べものの違いは法律上どのように規定されていますか?	176

漢方エキス剤製造メーカーの立場から……………………………… 178

Q42	製品番号の付け方に意味はあるのでしょうか?	178
Q43	OTC用漢方製剤と医療用エキス末の違いはありますか?	178
Q44	医薬品製造販売指針で代用可能なものはありますか?	179
Q45	ツムラの芒硝（ぼうしょう）は、実は無水硫酸ナトリウムって本当ですか?	179
Q46	桂枝湯など処方名は桂枝（けいし）なのになぜ桂皮（けいひ）を使用しているのですか?	179
Q47	ツムラの膠飴（こうい）は、実は粉末飴って本当ですか?	179
Q48	乾姜（かんきょう）・生姜（しょうきょう）の使い分けはどうなっているのですか?	180
Q49	白朮（びゃくじゅつ）・蒼朮（そうじゅつ）の使い分けはどうなっているのですか?	180
Q50	修治（しゅうじ）はどのようにしているのですか?	180
Q51	漢方エキス剤の1日量が処方により異なるのはなぜですか?	181
Q52	光、温度に対する安定性について教えて下さい	181
Q53	グリチルリチンやエフェドリンの含量は?	182
Q54	漢方エキス剤服用後の生薬成分の血中濃度は?	182
Q55	企業努力にも限界が?	182

※本書で記載されているエキス製剤の番号は株式会社ツムラの製品番号に準じています。番号や用法・用量は、販売会社により異なる場合がございますので、必ずご確認ください。

第1章

モダン・カンポウ
規範

モダン・カンポウ　規範　1

西洋医が西洋医学の補完医療として漢方エキス剤で対処する

　日本では医師免許を持っていれば漢方薬を処方できます。中国や韓国では漢方は大学教育からまったく別です。折角、漢方を処方できるのですから、現代西洋医学で治らない症状や訴えに対して、保険適応である漢方エキス剤で対処しようというのがモダン・カンポウの基本的立ち位置です。ですから、漢方の専門医である必要はありません。目の前の患者さんの困っている訴えや症状を少しでも楽にしてあげたいと思っている医師のためのカンポウです。

絶対条件

　西洋医学的な診断と治療が行われていることが絶対条件です。しかし、まず漢方薬の処方を切望する患者さんもいます。そんな時は西洋医学的治療を並行して行うように勧めましょう。カンポウだけで解決しようと決めてしまうことは危険きわまりないことです。あくまでもカンポウは西洋医学の補完医療に徹することが肝要と思っています。そしてそうあるべき（規範）と思っています。

コメント

　西洋医の迫害を受けた漢方の先人達は、心情的に西洋医学に敵意を持っていたと思います。ですから、西洋医学的治療をかたくなに拒否し続けた漢方の名医もいます。しかし、我々の時代は違いますね。また西洋医である我々が漢方を使用するのであれば、西洋医学的治療が優先されて当然です。西洋医学で限界がある時の漢方治療です。この規範を守って、患者さんと一緒に適切なカンポウを探すことを楽しみましょう。

モダン・カンポウ　規範　2
西洋医学的処方と同じ気持で接するとたちまち嫌気がさす

　カンポウの素晴らしさは現代西洋医学とは違う視点から体全体を治す知恵です。現代西洋医学はサイエンティフィックで論理的で格好いい治療方法ですが、一方で体全体を診て元気にすることは不得意です。カンポウに西洋医学と同じような科学的根拠を求め、高打率を期待して処方していたのでは、たちまちカンポウに嫌気がさします。現代西洋医学にも限界があることを納得し、カンポウの短所と長所を理解して、カンポウを使い始めましょう。

POINT

　本当に明日から使える漢方薬シリーズ③「簡単モダン・カンポウ」でカンポウとの接し方は詳細に説明してあります。是非、参考にしてください。そして自己流でカンポウを究めようという壮大な計画は止めておきましょう。アナログ的なカンポウの世界ではいろいろな理論が並立します。まず、自分にわかりやすい、自分が納得しやすい先生のマネをしましょう。自己流ではなく、先達に従うことが上達の近道です。

コメント

　天才は先達のマネをせずに、自分で未知の世界を切り拓きます。後藤艮山や吉益東洞もそうでしょう。それは特別な天才と思っています。本当に明日から使える漢方薬シリーズは、10年前はカンポウなど自分の診療に不要だと思っていた著者が、運良く恩師松田邦夫先生に師事できる機会に恵まれ、そして約10年かかって辿り着いた道を、数年で、いやもっと短い時間でカンポウ嫌いの西洋医に辿ってもらいたいと願って書いたものです。

モダン・カンポウ規範 3

漢方、カンポウ、Kampo どれがいいの？

　この本の目的は、モダン・カンポウという概念を西洋医の先生に普及、啓蒙することです。ですから、できる限り「カンポウ」という文言を敢えて使用しています。昔の知恵に重きを置くときは漢方という文言を使用し、漢方エキス剤、漢方薬なども漢字を用いています。文字はどちらでもいいのです。ローマ字表記の Kampo もありと思っています。漢方と記載するとそれだけで、拒否反応を生じるような先生方にも興味を持ってもらいたいと念じての作戦です。

POINT

　ある日、四国に講演に行くときに、新幹線で岡山まで行き、そこで松山行きの特急に乗り換えました。その車内で偶然にも以前よりお世話になっている某国立大学の元病院長にお会いしました。僕が漢方の講演に行く道すがらであるとお話をすると、まず「漢方」の漢という字が嫌いなんだと言われました。その後、いろいろな方々にご意見を伺うと、確かに同じようなことを言われました。そこで敢えてカンポウとカタカナにしてみたのです。

コメント

　実は、漢方、カンポウ、Kampo　どれでもいいのです。僕は西洋医の先生方に今の医学で治らない症状や訴えに保険適応の漢方エキス剤を使用してもらいたい、そして患者を治してもらいたいと願っているだけです。漢方をカンポウと記載するだけで、僕の本を読んでくれる人が増えれば、そしてカンポウファンになっていただければ僕は本望です。カンポウと記載することで漢方の魅力が減ることは決してありませんから。

モダン・カンポウ規範 4

モダン・カンポウに トラディショナル漢方の知恵を

　モダン・カンポウは保険適応漢方エキス剤を使用することが立ち位置です。その処方選択のためにトラディショナル漢方の知恵を使おうということが、この本のステップアップ的な作戦です。フローチャートではそこそこ当たるが、もう少し打率を上げたいという時に使用してもらいたいのがこの本です。カンポウが臨床で有効なことは体感したので、もう少し深く知りたいという時に復習を兼ねて読んでもらいたい本としました。

POINT

　敢えて、モダン・カンポウという立ち位置からは離れずに、かつ昔の知恵を利用するために、「モダン・カンポウにトラディショナル漢方の知恵を」と思っています。モダン・カンポウという考え方を脱却して、トラディショナル漢方への橋渡しをするための本ではありません。保険適応漢方エキス剤を使用して患者を治す知恵を並べた鉄則です。その立ち位置を忘れずに打率を上げるための作戦が並んでいます。

コメント

　モダン・カンポウの限界、つまり漢方エキス剤での治療の限界を知って、でも漢方薬で治療しようと決意すれば、煎じ薬の出番となります。煎じ薬を使用すれば保険適応漢方エキス剤以外の漢方薬を調剤できます。また、保険適応漢方エキス剤の生薬内容を加減できます。また生薬の追加も臨機応変に可能です。それは漢方の専門医にお任せしましょう。まず、保険適応漢方エキス剤のエキスパートになろうではありませんか。

第2章

モダン・カンポウ
外来診療での心得

モダン・カンポウ　外来診療での心得　1
「何か困ることはありますか？」といつも尋ねよう

　西洋医学しか知らない時は「何か困ることはありますか？」とオープンに尋ねることは心配でした。自分の領域以外の相談をされても困るからですね。上手に自分の診療領域に関する質問となるように、イエスまたはノーで答えられる質問をしていました。

　カンポウを手にするようになって、いつも「何か困ることはありますか？」と尋ねています。カンポウを手にすると総合臨床医になれるからですね。なんでも治せる可能性があるということです。

POINT
　相談されたら、西洋医学的な診断治療をすでに受けていることを確認し、そして「カンポウでよかったら試してみますか？」と続けます。「カンポウなんていらない」と言われれば、所詮そんな訴えなんだなと思って、「僕では相談に乗れない」と断ればよいだけです。つまり外来がリラックスして行えるようになるのですね。このリラックス感を是非カンポウを手にして味わって下さい。外来が本当に楽しく，楽になりますから。

コメント
　西洋医にとってカンポウは変化球です。西洋医はそれぞれの専門領域で現代西洋医学で対処しているはずです。そんな直球勝負をしていると、直球だけでは対処できない相手に遭遇します。そんな時に変化球であるカンポウの出番です。変化球だけで勝負を挑むのはまた難しいことですね。直球を凌駕する変化球が必要です。我々は西洋医ですので、直球を磨き変化球を織り交ぜるのが最高と思っています。

モダン・カンポウ　外来診療での心得　2
カンポウでは体全体が治ることがあると納得しよう

　漢方薬は生薬の足し算の叡智です．西洋薬剤は、経験的に有効な生薬から、または土壌やカビなどから、いろいろなワンピークを探しているのですね．またはワンピークを化学合成していますね．そんなことができない時代の知恵は足し算です．いまから思えば頼りない知識でも、一生懸命治そうとしたのですね．病態論が怪しくても、体全体を良くするということは結果的に可能でした．だからこそ漢方薬を飲むと体全体が良くなることを経験します．

POINT
　症状や訴えと、処方を含めた治療方法を高率に結びつけるには、現代西洋医学的病名はすばらしいですね．胃痛といっても、胃がん、胃潰瘍、胃炎など、それぞれの病態で西洋薬剤は異なります．カンポウでは心窩部の痛みに対して対処するのであって、それぞれの現代医学的病因論に対処するのではありません．少々心許ないですが、補完医療として使用し、症状や訴えを治すことを目標にすれば悪くない選択肢です．

コメント
　僕自身の体験です．桂枝茯苓丸㉕と大柴胡湯⑧を7年近く飲んで、体重は90 kg前後から70 kg前後に、ウエストは93 cmから78 cmになりました．花粉症に対する西洋薬剤にお世話になる頻度は激減し、熟眠感が増し、肩凝りがなくなり、便通がよくなり、そして後輩に手術をしてもらおうと思ってイギリスから帰国したイボ痔も治りました．そんないろいろな訴えが治る経験をしてカンポウにはまりました．

モダン・カンポウ　外来診療での心得　3

忙しい外来で腹診を敢えて全員に行う必要はない

　漢方を専門としている先生は、当然に漢方的腹部診察（腹診）を行うと思います。それが歴史的な漢方の診療方法の1つだからですね。では、西洋医学の補完医療としてカンポウを使用する我々の立場はどうでしょうか。僕は時間があれば腹診は是非行った方がいいと思います。つまり、診療が忙しい時には敢えて全員に腹診はやらなくてもいいと思っています。全員に行うと決めてしまうと、外来が回らなくなります。必要な時に行いましょう。

POINT

　患者さんで漢方好きな人の中には、腹診をしないと正当な漢方医ではないと思っている人もいます。ですから、時間があれば自分の勉強の意味を含めて、腹診を行うことは大賛成です。しかし、たくさんの患者さんを待たせてまで、敢えて全員に行う必要はないのではと思っています。僕は、カンポウ処方に困った時には必ず腹診を行うと決めています。そして日頃お腹を診察していないと困った時に腹診から情報を得ることが難しくなります。

コメント

　腹診の重要性は漢方医それぞれで異なっていると思っています。少なくとも中医学や韓医学の先生方は腹診ではなく脈診です。日本の漢方でも、腹診をしないと処方選択が全くできないという先生もいますし、腹診はできればやればいいという立ち位置の医師もいます。最初は勉強と思って腹診を行い、その重要性はその後の診療体系の中で個々の医師が決めればいいと最近は思っています。

モダン・カンポウ　外来診療での心得　4

脈は必ず診よう、スキンシップの為にも

　日本漢方は江戸時代に独特の進化を遂げたと言われています。腹診に重きを置いたことなどです。脈は急性疾患では大切ですが、何より腹診が漢方診察では重要と位置づけられました。外来診療では脈を診ましょう。時間は10秒ほどです。患者さんに触れることが大切と思っています。脈を診ているといろいろな変化を感じ取れます。それが実際の処方選択に結びつくことは少ないのですが。

例外

　西洋医学的診断治療はデジタル感覚満載です。そして外来も電子カルテです。患者さんを呼び込むのも掲示された番号のこともあります。患者さんと面と向かうこともなく、デジタルデータを説明し、電子カルテを入力しておしまいという診察も可能で、実際に行われています。そんな時に、是非、脈を診ましょう。それだけで、患者さんと人間としての親近感が湧きます。10秒で済むことです。脈を診ない理由はなにもありません。

コメント

　たった10秒の脈を診ることでも、結構楽しいですよ。お年寄りなどは元気な時は充実したしっかりした脈で、強く深く触れても太い脈ですね。元気がなく弱々しい時は、今にも消え入りそうな脈です。脈の専門家になる必要はないと思っていますが、折角であれば毎回、手首の脈を触って診ればどうですかということです。患者さんも満足感が増しますし、当方も勉強になります。場合によって処方選択のヒントになります。

モダン・カンポウ 外来診療での心得 5

目標は医師も患者も満足し、でも控えめで

　漢方薬を処方するだけであれば機械でもできますね。大切なことは漢方薬を使って、それを道具にして満足感を誘導することですね。まず、目標の設定です。モダン・カンポウでは西洋医学で治らない訴えや症状を相手にします。西洋医学で簡単に治らないものがカンポウであっという間に治ることは、やはり無理なことが多いのです。そんな時に、完全に治るという目標をお互いが持つと不幸ですね。少しでも良くなることを目標にしましょう。

例外

　急性期疾患である風邪などは、西洋剤に比べてまったく遜色ないですね。むしろ、カンポウの方が素晴らしいと思っています。そんな領域ももちろんありますが、現代西洋医学で治らない訴えが、カンポウであっという間に治るということは少なく、そんな可能性の低いことを目標にするのはお互いに不幸だということです。大塚敬節先生は、「そんなに早く薬を変えては薬が効いている暇がない」と言っていたそうです。

コメント

　症状から完全にフリーになることが最高ですが、少しずつ良くなる実感があれば、それで患者さんは結構満足できますね。現代西洋医学の補完医療としては、そんな立ち位置でも十分に患者さんに満足してもらえます。だって、西洋医が誰も相手にしてくれなかった、もしくは西洋医学では改善できなかった訴えが少しでも良くなれば、患者さんも医師も本当に嬉しいではないですか。

モダン・カンポウ　外来診療での心得　6

患者さんと一緒に適切な漢方薬を探すことを楽しもう

　モダン・カンポウでは現代西洋医学で治らない症状や訴えがメインターゲットです。現代医学で治らないのですから、カンポウでも当然難しいのですね。そんな時に、リラックスして、患者さんと少しでも症状の改善に有効なカンポウを探すことを楽しみましょう。そんな立ち位置が大切です。そして患者さんの訴えに真摯に耳を傾け、カンポウがその症状にどの程度の変化をもたらすかを楽しみながら追求していきましょう。その先に解決があります。

POINT

　患者さんの中には、一緒に薬を探すことを医師の怠慢と考える人もいます。医師に全てを任せているのだから、そちらで適切な薬を選ぶのが筋であろうという考え方です。これは西洋医学では成り立つでしょうが、現代西洋医学的病名という仲人を仲介せずに、症状と処方を結びつける昔の知恵では、患者さんの発言から導き出される情報はとても有益なのです。それに協力してくれない患者さんは、ある意味不幸ですね。

コメント

　以前訴えていた症状が良くなっているのに、また新しい症状を探す患者さんは厄介ですね。でもそれが病気と思ってあげることも漢方を手にするとできますね。そんな時の第一選択は加味逍遙散㉔です。一方で、あまり良くなっていないのに、「お陰様で」といつもお礼を言う患者さんもいますね。そんな人にはむしろ頭が下がりますね。そんな時ほど、自分のふがいなさが情けなくなりますね。

モダン・カンポウ 外来診療での心得 7
最初から当たることを期待しない、治す気持ちを大切に

　大胆な発想です。西洋医学的処方方法では考えられない立ち位置です。でも西洋医学の補完医療としてカンポウを使用する、つまり西洋医学で治らない訴えや症状に漢方薬を使用する時に、そんな簡単に最初から治るわけがありません。むしろ、最初から当たらないとリラックスして構えて、そして漢方薬に診断させながら、最も適切な漢方処方を探していくことが肝要です。薬に診断させることが作戦の1つだと腑に落としましょう。

例外

　急性疾患ではこんな悠長なことを言ってる場合ではありません。急性疾患で処方選択を間違えれば、患者は死亡することもあるでしょう。ですから、昔の人は、しっかり古典を読め、漢方診療をやれ、経験を積んでからデビューしろと戒めを込めて言い放ったのです。しかしモダン・カンポウでは今の医学で治らないような経過の長い訴えがメインターゲットです。少々の回り道をしても治れば良いではないですか。

コメント

　西洋医学しかしらない時は、薬が効かないときは患者が悪いと心の中で思っていました。患者が特異体質だから効かないのだと。ところがカンポウを勉強し始めると、自分の勉強が不足しているから患者を治せないのだと思うようになりました。カンポウは医師を謙虚にします。基本的に医療サイドに処方選択の優越権がある西洋医学では達することのない感覚です。カンポウでは患者さんの訴えを真摯に聴かなければ処方選択ができません。

モダン・カンポウ　外来診療での心得　8

漢方治療は養生の1つ
カンポウだけに頼ってはダメ

　漢方治療は養生の1つと思っています。生活習慣の改善をおろそかにしてはカンポウも無効ということです。つまり生活習慣の改善あっての漢方治療です。それをないがしろにしてはカンポウの有効性に限界があります。漢方薬は処方するのですが、処方するにとどまらず、いろいろな生活指導も必要です。つまりカンポウを使用して、患者さんの生活に介入することが必須です。患者さんの体全体、そして生活全体を診ることが肝要です。

POINT

　肥満解消のカンポウをくれといわれても、そんなカンポウはないとお断りしています。なんでも食べたいし、運動もしたくない、そんな人を痩せさせるカンポウなどある訳がありません。そんな都合の良いカンポウがあれば、日本中から肥満の人はいなくなります。でもいろいろ努力をしても痩せない人に、そしてその努力が続いているのであれば、喜んでカンポウを処方します。そんな人はカンポウで堰を切ったように痩せ始めるのです。

コメント

　肥満の遺伝子が発見されても、肥満の機序にピンポイントに有効なサイエンティフィックでロジカルな西洋薬が開発されても、肥満症はなくならないと思っています。ある経路を遮断しても必ず他の経路が補完して、やはり肥満を維持すると信じているからです。正しい健康管理の上に薬物治療はあるという当たり前の立ち位置を忘れてはならないと思います。これは西洋医学でも当然の立ち位置ですが、現代人は理解したがりません。

モダン・カンポウ 外来診療での心得 9

罹った年数の半分必要

　モダン・カンポウの基本的立ち位置は、西洋医学で治らない訴えの治療です。患者さんに「カンポウでも試してみますか？」と尋ねると、「どれぐらいで治りますか？」と反対に質問されることがあります。そんな時には、「大塚先生は、罹った年数の半分必要と言っていたそうですよ」と答えています。まず少しでも良くなるように頑張りましょうと言い添えればいいのですね。そんな早急に魔法のように、さんざん苦労している症状が治る訳がありません。

POINT

　経過の短い病気は、それはカンポウでも早く治ります。風邪などは半日が勝負ですね。でも何年も患っている病気や訴えが、いとも簡単に治る訳がないですよね。そんな医療サイドからみれば当たり前のことが、患者さんには理解できないのですね。医師も患者も最初の目標は、お互いが満足できるぐらいに、高すぎないことが大切と思っています。リラックスして処方するために必要なことですね。

コメント

　患者さんの満足は、以前は病気や訴えが治ることと思っていました。今ももちろんそう思っていますが、違う満足もあるのですね。どん底に落ちる恐怖から解放されて、ぼつぼつでも良い状態に向かっている、変化はないが悪くはなっていない、そんな状態でも受け入れられるとそれで安心なのですね。そんなある意味当たり前のことにカンポウを使用するようになってやっと気がつきました。患者さんと一緒に寄り添うことが大切ですよね。

モダン・カンポウ 外来診療での心得 10

患者離れを潔く、「僕には手に負えない」と言おう

　モダン・カンポウで処方を変更しながら、適切な治療を探すのも、4〜5回と思っています。それぐらい数を処方して全く病気や訴えの変化が見られない時には、「僕には手に負えない」と潔く言いましょう。患者さんに他の医師を探すように促しましょう。また新たに違った見方をする医師が解決法を発見するかもしれません。同様に、他の先生がカンポウを処方して治らない患者さんが自分の治療で治ることも経験します。「後医は名医」と言います。

POINT

　なんでもカンポウで診れるようになると、いろいろな患者さんが集まってきます。その中には、本当の精神科的な患者さんも、クレーマーのような患者さんもいます。それを含めて病気と思ってしばらくは処方する方法もありますが、深入りは禁物です。適度な距離を保って、治せるものだけを治しましょう。全てを治そうと思わないことがむしろリラックスにつながります。他の患者さんを正しく拝見するためにも必要な態度と思っています。

コメント

　カンポウで治療するのではなく、西洋医学で治すべき症状や訴えがありますね。漢方的に言うと「西洋医学で治すべき証」と思っています。そんな訴えをカンポウで治すのは間違ってますよね。また理解力のない人に、一生懸命説明するのも時間の無駄ですし、ちょっと危険ですね。そんな人に限って結構クレームを言いますので、ご家族やヘルパーさんに同席してもらいましょう。理解力のないご本人だけでは相当危険と思っています。

モダン・カンポウ　外来診療での心得　11

漢方薬は正しく読めるように、格好悪いから

　西洋医学の補完医療としてカンポウを処方するに当たって、またそれを説明する時に漢方薬の読み方が間違っていたのでは格好悪いですね。患者さんからの信頼も得られませんね。カンポウを書けるようになる必要はありません。しかし、正しく読めるようになりましょう。最初は番号でカンポウを覚えるようになりますが、いずれ番号よりはカンポウ名の方が便利になります。

POINT

　カンポウは生薬の足し算です。よって生薬が読めるようになると漢方薬も読めるようになります。たくさんの漢字が並んでいるとどこで切って読むかわからないですね。生薬の多くは2字です。例外を覚えましょう。1字は朮ですが、蒼朮、白朮となると2字ですね。3字の生薬は「子」や「仁」が付く薏苡仁、麻子仁、酸棗仁、五味子、車前子、檳榔子、香附子、山梔子などです。そうすると切るところがわかりますね。読めるようになりますね。

コメント

　3字の生薬で「子」や「仁」がつかないものを覚えればいいですね。それは麦門冬、呉茱萸、炙甘草、茵蔯蒿、牡丹皮などです。「○○加△△湯」は○○漢方薬＋△△生薬、「○○合△△」は○○漢方薬＋△△漢方薬です。漢字が並んでいても切るところがわかると読みやすいですね。生薬の一字を並べることもあります。苓桂朮甘湯㊴は茯苓、桂皮、蒼朮、甘草の組み合わせです。いろいろと名前でも楽しんで下さい。詳しくは「簡単モダン・カンポウ」をご参考下さい。

モダン・カンポウ　外来診療での心得　12
保険病名はできるかぎり整合性を合わせよう

　西洋医学の補完医療としてカンポウを処方するに当たって、健康保険の適応であることが絶対条件です。だからこそ、保険診療施設で補完医療として併用して使用できるのです。保険外診療であれば、他にも有効なものがあるかもしれません。僕が敢えて保険診療にこだわるのは、あまり高額な診療費用を必要とせずにカンポウが処方可能だからです。そうでなければ日本国民全体の健康に貧富の差なく貢献することができなくなります。

POINT

　カンポウは体全体を治す可能性があります。乱暴な言い方をすれば、いろいろな病気が治ってしまいます。保険病名は比較的高率に治る病名を列挙したものです。ですから、保険病名以外に有効なことは、カンポウを使用しているものの立場からすれば当然なのですね。でも、保険病名はできる限り整合性を合わせてつけましょう。それが保険医療のルールだからです。そんな努力を保険審査の先生も感じてくれはずです。

コメント

　保険病名で困る時がありますね。いろいろ便利な香蘇散⑦は「胃腸虚弱で神経質の人の風邪の初期」とあります。そこで香蘇散⑦の長期処方の時は、風邪と記載しています。それで問題がある時は慢性風邪症候群とかにしています。女神散㊻を男性に使用する時も少し困りますね。「男性血の道症」とかにしています。保険審査の先生方は、こちらの苦労を理解してくれるはずですから。できる範囲で保険病名を付けて下さいというお願いです。

モダン・カンポウ　外来診療での心得　13

なんとなく……な患者さんもいる

　江戸末期から明治の漢方の名医と言えば浅田宗伯です。その栗園医訓五十七則のひとつに、「巫を信じて医を信ぜざるものと、財を重んじて命を軽くするものは、速やかに辞しさるべし」とあります。巫（ふ）とは巫女（みこ）のことで、呪文や迷信を信じて医者を信じないものといった意味でしょうか。財を重んじてとは字のごとく、お金に執着して医療費にケチであることと理解しています。そんな患者さんはお断りだと言っているのですね。

POINT

　医者は患者さんを拒むことはできません。診察する義務があるのですね。でもなんとなく気が進まない患者さんもいますね。そんな患者さんにも作り笑顔で診察をしますが、なんとなく違和感がありますね。僕はガムを噛みながら診察室に入る患者さんは退出してもらっています。ガムを出してから再度入室するように言います。当たり前の礼儀とも思えます。こちらも一生懸命治そうとしているのに腰を折られたように感じます。

コメント

　結構よい身なりの患者さんですが、カンポウの値段がいくらかを聞く人がいます。そんな人に限って高額なサプリメントを飲んだりしています。医療費は空気と同じで無料と思っている人もいますね。「カンポウなんて本当に効きますか？」と尋ねる人もいます。それはあなた次第だよと思います。本当に治したければもっと真摯な態度ですよね。そんな患者さんとはいつのまにか疎遠になってしまうものです。そしてその方がお互いのためですね。

モダン・カンポウ　外来診療での心得　14

漢方で法外な
お金儲けをしますか？

　保険適応漢方エキス剤は安価です。抗がん剤などの高額な薬剤を除いた西洋医薬品の平均薬価と比べても、わずか1/5です。一方で保険外で漢方を処方すれば、いくらの値をつけても法的には問題ありません。西洋医学の補完医療として、他にもいくらでも選択肢があったにもかかわらず、僕がカンポウを選んだ大きな理由の1つは、カンポウが健康保険の適応だからですね。

POINT

　保険適応漢方エキス剤を使用して、その処方行為だけでお金儲けをすることは難しいですね。しかし平行して西洋医学的な治療や検査を当然進めますので、現代医学と同じような観点から収益性があります。また、患者さんが離れていくことを防止できますし、また患者さんが評判を聞きつけて集まってきますので、カンポウを使用できる医師であるということは収益の面からも重要なことと感じています。

コメント

　あくどいお金儲けもできますよ。「いままで保険適応漢方エキス剤が効かなかったのですね。いま特別な生薬があります。それを混ぜると効果が増すのですよ。試してみませんか。でも保険はききません。10万円ぐらいのご負担になりますよ」こんな風にお話を優しく進めれば、藁をも握む気持ちの患者さんの何人かは、「是非、試したい」ということになりますね。そんな医師になりたい人はほとんどいないと思いますが。

第3章

モダン・カンポウ
処方の鉄則

モダン・カンポウ　処方の鉄則　1
名医ほど少ない処方数で多くの症状に対処する

　カンポウは体全体を治すようにセットアップされており、いろいろな訴えを治す可能性があります。ですから経験を積んだ名医ほど少ない処方数でいろいろな病気や訴えに対処できます。不思議なことです。大塚敬節先生の約束処方数も、60歳頃は60処方、60歳後半には48処方、70歳では36処方となっています。保険適応漢方エキス剤は約150種類あります。それだけあれば、基本的に全ての病気や訴えに対応可能なのです。

POINT

　昔は煎じ薬です。漢方薬にいろいろな生薬を加えることで微妙な変化を誘導できました。だからこそ、基本処方は少ないが多くの訴えに対処できたとも考えられます。しかし、基本的には何百という漢方処方を駆使して多くの病気に立ち向かうということではなかったようです。簡素ほど経験が必要で、簡素ほどすばらしい漢方医だと和田東郭という江戸時代の名医も言っています。

コメント

　漢方エキス剤では微妙なさじ加減ができません。2つの漢方薬を合わせる時は煎じ薬では、単純に合計するのではなく、ダブっている生薬ではその量が多い方を採用して、二重に計算しないことになっています。つまりエキス剤では足し合わせると甘草などが相当量となることもあり得ます。なお、麻黄剤や柴胡剤同士を併用することは通常ありません。ただし過去の経験に従って、処方を併用することは問題ありませんし、むしろ有効です。

モダン・カンポウ　処方の鉄則　2

1剤または相性のよい2剤から、歴史的に有効な組み合わせで

　西洋薬剤はワンピークです。ですから論理的でピンポイントに作用し、サイエンティフィックで格好良い薬剤です。一方でカンポウは生薬の足し算の叡智です。体全体を治して、ついでにある症状も治すといったイメージです。ですからカンポウは、処方が多数になることは基本的にありません。1剤または相性のよい2剤で対処するのが基本方針です。生薬数が増えすぎると効かなくなることがあります。

例外

　生薬数がひとつのものでも例外的に漢方薬に分類されるものもあります。独参湯（人参だけ）、将軍湯（大黄だけ）、甘草湯（甘草だけ）などです。生薬の総数が少ないものであれば、複数処方されることもあり得ます。生薬数が少ないものは切れ味はいいが耐性ができやすい。一方で生薬数の多いものはじわじわ効いて体質改善のイメージが強くなると思っています。保険適用エキス剤で最多の生薬を含むものは防風通聖散㊷の18種類です。

コメント

　漢方薬同士を加えることを合方と呼んでいます。漢方薬と生薬の足し算を加方と呼んでいます。歴史的に有効であると認識されている合方や加方は問題ありませんが、自分で創り出した合方や加方は効果が減弱するかもしれないと思っておくことが大切です。患者さんには「おいしいラーメンとおいしいカレーライスを一緒にしたら味はおいしいとは限らないですね」と説明すると納得してもらえます。

モダン・カンポウ　処方の鉄則　3
まず4週間処方して、判断しよう

　モダン・カンポウの基本的対象疾患は、現代西洋医学では治らない症状や訴えです。そんな時は4週間処方をしましょう。そして再診時に少しでも良くなっていれば続行、悪くなっていれば中止です。薬に診断させましょう。目的の症状には改善が見られなくても、何か良いことが体に起こっていれば続行してみましょう。漢方薬は体全体を治しますので、体に良い変化があることは治る兆候の1つです。

例　外

　風邪などの急性期疾患をカンポウで治す時には勝負は半日から1日です。風邪は適切な、そして快適な西洋薬剤がないので、急性期疾患ですが漢方治療の出番があると思っています。風邪は悪化する前に早期介入することが大切です。風邪かなと思ったら自分に合うカンポウを飲みます。もしも風邪でなくてもまず内服するのです。カンポウで眠気はきません。そうすれば悪化することなく風邪を1日で撃退できます。

コメント

　西洋医学で限界のある症状にカンポウを処方する時は4週間でいいと思っています。しかし、そう思っても患者さんが1週間後に来たいと言えば、1週間後に拝見します。4週間しっかりとカンポウを内服しても症状や体全体がびくともしていなければ変更ということです。その目安が4週間です。副作用などを心配する患者さんでは1週間後に拝見するのも悪くないですね。お互いの安心感のためにも。

モダン・カンポウ　処方の鉄則　4
1日3回適当に飲む、2回でも結構有効

　漢方エキス剤の説明書にはカンポウは食前または食間の内服が指示されています。これは、食事の中にカンポウ類似のものも含まれていることから、空腹時に内服をしないと生薬のバランスや足し算が狂うので効果が減弱する可能性があるからです。しかし、食後に飲んでも結構有効です。ですから医師としては「1日3回適当に。できれば食前に飲んでいただく方がいい」と説明すればよいのです。また1日2回の内服でも結構有効です。

例外

　むしろ食後の内服を勧めることもあります。たとえばこの患者さんにはどうしても八味地黄丸⑦を飲んでもらいたいというような時です。八味地黄丸⑦には胃がもたれる可能性がある地黄が含まれています。ですから、そんな時には敢えて食後の内服を勧めます。食後の方が、空腹時よりも生薬による胃腸障害は起こりにくいですから。そんな気配りをしても八味地黄丸⑦で胃腸症状がある時は、清心蓮子飲⑪を処方します。

コメント

　薬剤師の先生は服薬指導の義務があり、説明書に従って食前または食間の内服を指導します。ですから、あまりにも食前や食間を強調すると再診時に「先生、実はまだこんなに薬が余っている」ということになります。食後の内服でも結構有効ですので、「薬剤師の先生は空腹時の内服を勧めるが、忘れたら食後でもいいよ」と敢えて説明を加えることも、実は患者さん思いの配慮と考えています。

モダン・カンポウ 処方の鉄則 5
「西洋薬剤は続行ですよ、くれぐれも止めないで下さい」

　補完医療としてのカンポウの最大の魅力は、西洋薬剤の邪魔をしないことです。つまり、「今日からカンポウを処方するからこの西洋薬を止めて下さい」と言う必要がないことですね。むしろ、今まで内服している西洋薬はくれぐれも止めないようにして下さい。そうしないと症状が悪化した時に、カンポウが悪く作用したのか、西洋薬の中断で症状が悪化したのかの判断が付きかねます。なお、カンポウも鉄剤とは時間を異にして内服しましょう。

例 外

　風邪にカンポウで早期介入する時の基本はじわっと汗をかかせることです。汗が出るまでカンポウを飲みます。出過ぎも、まったく汗が出ないのも敗北です。半日が勝負ですね。そんな時に解熱剤を投与されると汗が出てしまいます。投与の続行を判断できません。できれば、解熱剤の投与は半日待ってもらいたいと思っています。しかし、熱を下げることが最優先されるのであれば、もちろんその西洋医学的判断が優先です。

コメント

　特定の西洋薬を止めないと処方できないようなカンポウでは補完医療になりません。喧嘩になります。本当に効くのかということになります。カンポウの打率は西洋薬剤ほどは高くないが、いろいろな選択肢があり、それらを総合すると西洋薬の打率に迫れるのではと思っています。まず、そこそこの打率と思ってリラックスしてカンポウを処方しましょう。西洋薬剤を止めないで良いのですから、それで良いではないですか。

モダン・カンポウ　処方の鉄則　6
複数処方して、本人に選ばせることも

　命に関わるほどの症状ではないが、でも辛いということがほとんどです。できれば毎週でも病院に来たいが、仕事や家庭の事情でなかなか来院できないこともあります。そんな時は、本人に理解力があれば、複数のカンポウを持たせて、自分で選んでもらうこともありだと思っています。アトピーや湿疹の痒みの時など、黄連解毒湯⑮と白虎加人参湯㉞を両方処方して、どちらかを飲むように指導します。そして有効な方を患者さんに選んでもらうのです。

例　外
　患者さんに選ばせる時に大切なことは理解力です。処方せんに上手に注意事項を記載しても、理解できない人もいます。心配な時は再診ごとに尋ねて処方を選択するという当たり前の方法が安心です。忙しくてなかなか病院に来られない、そしてしっかりしている患者さんのための例外的処置ですが結構喜ばれます。薬を一緒に探している感覚を共有できることが大切なのです。

コメント
　黄連解毒湯⑮と白虎加人参湯㉞はともに痒みに有効なことがあります。そうであれば最初から2剤を併用して処方するという方法も成り立ちます。しかし、カンポウは生薬の足し算ですので、併用することによって効果が減弱することもあります。ですから遠回りのようでも1剤ずつトライして、それから両方が有効で、症状の改善が今一歩という時に、併用しましょう。最初から併用して有効でも、どちらが効いたか不明です。

モダン・カンポウ　処方の鉄則　7
治っても3ヵ月は飲む、すぐ止めても再発すれば再開すればよい

　慢性疾患で困っていた人が漢方薬で良くなった時に、どれぐらい飲んで止めれば良いのでしょうか。特別なルールはありませんが、目安は良くなってからも3ヵ月は飲みましょうと指導しています。これは大塚敬節先生が行っていたことです。僕もそれに基本的に従っていますが、患者さん次第でいいと思っています。ずっと飲みたいと患者さんが希望すれば、ずっと飲んでもらうということです。折角治っても、また再発することが患者さんとしては嫌なのでしょうから。

例　外

　一方で、治ってすぐに止めたいという患者さんには、「基本は治ってから3ヵ月内服をしてもらっているが、止めてもいいですよ」というスタンスです。止めて悪くなれば漢方が効いていたと判明しますし、また漢方薬を再開すれば通常は良くなります。そんなことを1回でも経験すると患者さんが良くなってもしばらくは飲みますということになりますね。絶対にこうだという論拠がないので、患者さんと相談しながら決めましょう。

コメント

　カンポウで長く患った症状や訴えが治ると、カンポウを中止しても再発しないことをよく経験します。体質が変化したからだろうと思っています。体質変化にどれぐらいの期間カンポウの内服が必要かは実際不明で、症状や患者さんそれぞれでも異なるのでしょうから、詳細は不明です。長く患ったあとは、良くなっても3ヵ月内服してはどうでしょうか、というのが経験知なのでしょう。

モダン・カンポウ　処方の鉄則　8
漢方薬や漢方類似サプリは要注意

　カンポウは生薬の足し算の叡智です。カンポウを多数内服すると効果は減弱すると思っています。できる限り少ない数のカンポウで対処することが基本です。他の診療科でカンポウがすでに処方されている時は要注意ですね。また漢方類似のサプリメントを飲んでいる時も注意しましょう。カンポウは足し算の叡智ゆえ、足し算をしすぎると効かなくなることがあるということをいつも心に留めておくことが大切です。

例外

　カンポウ同士を併用しても、実は結構有効です。併用すると効果が減弱することがあると知っておくことが大切なのです。そう思いながら、順次併用していくことは理にかなっています。特に歴史的に経験されていないような組み合わせは要注意となります。フローチャートで処方し、患者さんに複数の訴えがある時などは、そんなことが起こりえます。そんな時は一番困っている訴えから対処する方法もありですね。

コメント

　漢方的なサプリメントを飲んでいる時は、基本的に中止をお願いしています。特に何が入っているかわからないようなものは要注意ですね。海外からの輸入品を好んで、またはお友達から勧められて飲んでいる人も少なくありません。それも結構高額です。カンポウで介入している時はできればよくわからないものは止めてもらう姿勢が安全と思っています。一方で西洋薬剤は続行です。

モダン・カンポウ 処方の鉄則 9
再診時は味を聞こう、「良薬は口に苦し」ではない

　不思議なことです。おいしいと患者さんが言うカンポウは通常その人に合っています。ですから新しいカンポウを処方した次の外来では必ずカンポウの味を尋ねましょう。おいしいと言えば続行、まずいが飲めると言った人も続行、毎日3回飲んでいるが、まずくてまずくて飲めないと訴える人にはカンポウの変更です。そんなこと本当かと疑う前に、是非尋ねてみて下さい。確かにそんな傾向があると実感できるはずです。

例 外

　粉薬が飲めないという人がいます。ではお湯に溶かして飲んではどうですかと勧めると、カンポウはおいしくないからやっぱり飲めないという人がいます。味が大切と言っても、しっかり努力して飲んだ場合であって、ちょっとまずいぐらいで飲めないという人は論外ですね。子どもでも困っている症状が良くなれば、まずいけれど飲むと言います。本人がどれぐらい真剣に治したいかが一番大切ですね。

コメント

　がっちり体型の人は甘い薬よりも、苦い薬が好きです。逆に、弱々しい体型の人は苦い薬は苦手で、甘い薬が好きです。味で体格や消化機能がわかるとも言えます。また、カンポウを飲んで成功体験が伴うと、その薬をまずくないと感じるのです。長く患って困った症状が軽快すると「おいしくはないがまずくはない」という表現になるのですね。薬の味を聞くこともだから楽しいのです。

モダン・カンポウ　処方の鉄則　10

他の症状がよくなっていれば主症状が不変でも続行

　カンポウを処方して悪影響があれば当然中止ですね。同じく良くなっていれば、少しでも良くなる傾向があれば続行ですね。今まで西洋薬剤でまったく治らなかった訴えですから少しでも良くなれば気長に続行です。治したい症状が良くなっていなくても、体全体が良い方向に向かっていれば続行です。カンポウは体全体を治しますので、良い方向への変化は将来的に主症状の改善を期待できるからです。

POINT

　カンポウが無効な時は、まったく飲んでいる気がしないとの答えが返ってきます。水を飲んでいるようなものだということです。体に何かしらの変化が起これば それは効いている証拠なのです。それが、良い方向に向かっているのであれば、続行ということです。正しいカンポウを処方して一時的に悪化することを瞑眩（めんげん）といいます。モダン・カンポウの立ち位置では、悪化すれば瞑眩と思わずに中止が安全です。よほどの自信がある時を除いて。

コメント

　「どうですか？　治りましたか？」と尋ねて、「治っていません」と言われ、そしてカンポウを変更したのでは、ちょっとカンポウがかわいそうですね。「少しは良くなりましたか？」と尋ねるのが良いのではと思っています。「少しはいいですが、まだまだですね」と言われれば、根気よく頑張りましょうねということになります。「治る」という表現は患者さんによっては100％の満足を意味します。

モダン・カンポウ 処方の鉄則 11
身体意識に敏感になってもらおう

　西洋医学で治らない症状や訴えが、カンポウでおもしろいようにスカッと治ることもあります。でもまれですね。経過が長い訴えでは症状が快方に向かうことも少しずつで、ゆっくりです。ですから自分の体の変化に敏感な人の方が、カンポウの恩恵を受けやすいと思っています。なんとなく良い方向へ変わっていく体の変化を感じれば、そのカンポウを継続できます。そして長くそんなカンポウを飲んでいると相当良くなるのですね。

POINT
　この自分の体に敏感であること、つまり身体意識に敏感であることが患者さんとしても大切と思っています。身体意識に鈍感な人は、せっかく効いているカンポウを効いていないといって、変更を求めてきます。そんな訴えを医療サイドが素直に受け入れて処方を変えていたのでは、カンポウがかわいそうですね。経過の長い疾患に対するカンポウの有効性の判断は基本的に4週間ですが、身体意識に敏感であることがなにより大切ですね。

コメント
　カンポウが効かないと訴える患者さんに実は身体意識に鈍感な人が多いと感じています。彼らは、スカッと治ることを希望し、そうでないときは無効という判断を下します。いろいろとカンポウを変更して無効なときは、実は今までの処方の中にも有効であるものが埋没している可能性も探るべきですね。自分でカンポウを飲んでいるとこんな身体意識の大切さを実感できます。是非、みなさんご自身でもカンポウを飲んでください。

モダン・カンポウ　処方の鉄則　12

桔梗湯⑱は冷やして うがいしながら飲む

桔梗湯⑱は口の中の炎症の特効薬です。口内炎、歯肉炎、舌炎、扁桃炎などに効きます。飲み方は水に入れて電子レンジでチンして、完全に溶かします。そして冷蔵庫に入れて冷え冷えにします。それを頻回に少量ずつうがいしながら、口の中に含みながら飲み込むのです。抗がん剤による頑固な口内炎などに対しては冷凍庫で氷にして、それを口に含むという方法も重宝します。冷蔵庫がある現代だからできる方法ですね。

POINT

カンポウで冷たくして飲むものは、桔梗湯⑱の他、つわりの小半夏加茯苓湯㉑、鼻血の時の黄連解毒湯⑮などがあります。どれも粉を口に入れて水で飲んでも大丈夫です。昔はエキス剤がなく煎じ薬でしたので、温めるのではなく冷えた状態で飲みましょうということでした。飲みやすい方法で飲むことがまず大切です。ともかく飲むことが大切です。お湯に溶かして味が気になって飲めないのであれば、粉のまま飲んでもオーケーです。

コメント

桔梗湯⑱はおいしいですね。桔梗と甘草の2種類の生薬から成っています。構成生薬数の少ないカンポウは切れ味がよいと言われています。そんなカンポウの1つですね。芍薬甘草湯㉘や大黄甘草湯㉝も2種類の生薬構成ですので、切れ味が良いのですね。一方で多数の生薬からなるカンポウは徐々に効いてきますが、耐性はできにくいと言われています。

モダン・カンポウ 処方の鉄則 13

子どもの内服量は適当に、小学生 1/2、幼稚園 1/3、他 1/4

　カンポウは総量はあまり問題ではありません。生薬の足し算とバランスと思っています。不快な作用を生じる生薬の量がボトルネックです。そうは言っても患者さんに適当でいいとは言えませんので、だいたいの目安として、小学生は 1/2、幼稚園は 1/3、それより下は 1/4 と説明していますが、だいたいの量です。多くのエキス剤は 1 パックに 2.5 g です。半分にするのは同じ山を作ればなんとかなりますが、1/3 や 1/4 はアバウトで大丈夫です。

例 外

　麻黄は子どもではドキドキ、ムカムカはあまりおきません。一方で附子剤は通常、高齢者や冷え症の人用です。子どもでは副作用が出ることがあります。夜尿症などに八味地黄丸⑦などを出す時は、大人の分量はちょっと心配です。その程度の配慮で問題はおきません。麻黄を飲み過ぎて、ドキドキすれば次に投与する間隔を長くすれば良いだけです。

コメント

　中国や韓国に比べると日本のカンポウの総量は少ないのです。日頃、朝鮮人参などを食する習慣がないからとも言われています。また輸入生薬が高額ですので、少ない量で対処する方法を自然と身につけたのかもしれません。ともかく、日本の使用量は比較的少ない量ですし、エキス剤の範囲では子ども向けでもだいたいの分量で処方すれば問題ありません。

第4章

モダン・カンポウ
処方選択の鉄則

モダン・カンポウ　処方選択の鉄則　1
「フローチャート漢方薬治療」を活用しよう、iPhoneアプリも

　カンポウを西洋医学の補完医療として、今の医学的治療で困っている患者さんに使用するのであれば、本当に明日から使える漢方薬シリーズ②「フローチャート漢方薬治療」を活用しましょう。漢方診療ができなくても処方可能です。昔の知恵を使用しないので、有効な漢方薬に巡り会う確率はいささか低いのです。その欠点は処方を順次変更し患者さんと一緒に適切なカンポウを探す姿勢で補いましょう。それで十分です。それが患者さんのためです。

POINT
　「フローチャート漢方薬治療」はまだまだ発展途上です。西洋医学のそれぞれの専門分野の先生方の知恵を集めて、ますます良いものにしていくことが必要です。HPやSNSを活用して、改訂・増補を繰り返していく必要があります。そんなことが行いやすい環境整備が必要です。まず、iPhoneアプリでフローチャートが閲覧可能となりました。どんどんとカンポウを処方して、無効な体験、有効な経験を積んでください。

コメント
　「フローチャート漢方薬治療」はある症状や訴えからオートマチックに処方する方法です。有効性が高い順、不快な作用が少ない順、病院に用意されている順などを考慮して作成されています。A→B→C　となっていても、経験を積むと、この患者さんにはBを先に処方しよう、いやCが先だといった知恵が湧きます。まったく違うX、Y、Zを処方しようといったことも思い浮かびます。そうなればしめたものです。

モダン・カンポウ　処方選択の鉄則　2

手元にある処方で頑張ろう、限られた処方でも結構治る

　保険適応漢方エキス剤をどれでも院外処方で投与できる医師は恵まれています。適切と思うカンポウを投与できるからですね。一方で、限られた院内処方で対処するにはどうするのでしょうか。カンポウはいろいろな訴えや症状に働きますので、答えは手元にあるカンポウで頑張るのです。処方したいカンポウと類似のカンポウを探すという能力が必要になります。生薬のレベルまで掘り下げて理解すると実はわかりやすいのですね。

POINT

　まず、自宅にカンポウの常備薬を揃えることはとても勉強になります。そして、家族や自分が病気になると、その中から選ぶのですね。カンポウはなるべく早く内服した方が有効です。火が燃え上がる前に消すといった感じです。自分が処方しようと思っているカンポウと同じ分類に属するものであれば、手元にあるものをまず僕は飲んでいます。一方で、経過の長い訴えには、ゆっくり考えて処方すればいいですね。

コメント

　僕が風邪を引きかけた時は葛根湯①が良いのですが、それがない時は同じ麻黄剤である何かを飲みます。小青竜湯⑲でも麻黄附子細辛湯⑫⑦でも良いのですね。あるものをまず飲むのです。麻黄剤が手元になければ、虚証向けの香蘇散⑳を飲みます。それもなければ小建中湯⑨⑨でも、補中益気湯㊶でも、大柴胡湯⑧でも手元にあるものを飲んでいます。そんな対処でも結構悪化しません。ただし風邪の場合、芍薬甘草湯⑱や便秘用の麻子仁丸⑫⑥はダメでしょう。

モダン・カンポウ 処方選択の鉄則 3
風邪で勉強しよう、自分や家族に適切な漢方薬を知ろう

　「フローチャート漢方薬治療」でも、風邪薬だけは体格に合わせて処方するように記載しています。風邪は慢性疾患ではありませんが、最良の西洋薬剤がなく、漢方治療も本当に有効です。急性期にて効かない時は次ということでは遅いのですね。日頃から自分や家族にはどの漢方薬が風邪薬として最適なのかを知っておきましょう。まず、麻黄湯㉗、葛根湯①、麻黄附子細辛湯⑫⑦、香蘇散⑩から選びましょう。実証用から虚証用に並んでいます。

POINT

　処方に悩めば虚証用が安全です。全員に香蘇散⑩を処方する方法も安全で有効ですが、麻黄剤が飲める人には、そちらで対処した方が早く治ります。香蘇散⑩ではそんなスカッと感に欠けます。急性発熱性疾患では早急に内服し、じわーっとした汗を出させることが目標です。麻黄の副作用であるムカムカ、ドキドキが生じれば負けです。汗が出なくても、汗が出すぎても治りません。

コメント

　風邪のような急性発熱性疾患では汗がない早期の段階にカンポウで介入することが、風邪を悪化させずに元気でいる秘訣です。そんな早期にカンポウを飲める人は、よほどカンポウが好きな患者さんか、医療従事者とその家族だけです。まず皆さんと皆さんの家族がどのカンポウが飲めるかを見つけて下さい。そして常備薬として自宅に用意しておきましょう。そんな気配りで、風邪で寝込む頻度は激減します。

モダン・カンポウ　処方選択の鉄則　4

風邪のカンポウ、他にもいろいろ

「フローチャート漢方薬治療」では、急性発熱性疾患の初期に用意するカンポウはがっちりタイプ（実証）から弱々しいタイプ（虚証）に向けて麻黄湯㉗、葛根湯①、麻黄附子細辛湯⑫⑦、香蘇散⑦⓪としています。しかし、ほかにもたくさん風邪のカンポウがあります。鼻水が目立てば小青竜湯⑲でしょうし、お腹にくる風邪には五苓散⑰も有効です。のどがイガイガとしてゾクゾクするような風邪にはがっちりタイプでも麻黄附子細辛湯⑫⑦でしょう。柴胡桂枝湯⑩もいろいろとよく効きます。

POINT

風邪が長引けば、小柴胡湯⑨も選択肢に当然上がりますし、補中益気湯㊶や竹茹温胆湯㉑が喜ばれることがあります。他にもいろいろなカンポウがありますので、まずは定石を覚え、そして処方し、その後にいろいろと処方を探索していくのが楽しいと思います。自分の経験は一番の財産です。そして家族の経験、患者さんへの経験と続くと思っています。

コメント

自分の経験がカンポウでは相当役に立ちます。ですから、自分が実証であればまず実証の人の治療がまず上手になり、自分が虚証であれば虚証の人の治療がまず上手になると言われています。もっともなことと思います。自分の体質と異なっている人のことはなかなか理解しにくいものです。そんな自分とは違う体質を理解できるようになってくると幅広い診療が可能になるのだろうと思っています。

モダン・カンポウ　処方選択の鉄則　5

どちらか悩めば、虚証用の漢方薬を処方しよう

　ある症状や訴えに対して処方するカンポウに悩むことがあります。そんな時は虚証用のカンポウをまず処方しましょう。「フローチャート漢方薬治療」では、大黄含有の便秘の薬として、麻子仁丸⑫⑥、桂枝加芍薬大黄湯⑬④、大黄甘草湯㊽④、桃核承気湯㊽①と並んでいます。比較的虚証用から実証向けに並んでいるのです。虚証か実証か迷うときはまず麻子仁丸⑫⑥が安全で有効ですよ、ということです。悩めばより虚証用のカンポウをまず処方しましょう。さらに虚証の人には大黄を含まない大建中湯⑩⓪などを用います。

POINT

　実証用のカンポウには、麻黄、大黄、石膏、芒硝、黄連、黄芩、桃仁、牡丹皮、紅花などが入っています。虚証用のカンポウには附子、乾姜、人参、黄耆、当帰、桂皮などが入っています。生薬を学ぶと、生薬構成からそのカンポウが実証向けか虚証向けかがわかります。また、デジタル的に生薬に点数をつけて、足し合わせると、虚証向けか実証向けがわかると楽しいですね。そんなデジタル的な考え方で少しでも理解の助けになるといいですね。

コメント

　虚証用の人に不快な影響を与える生薬は、麻黄、大黄、芒硝などがあります。実証の人には問題ない生薬でも虚証の人には、ムカムカ、ドキドキしたり、腹痛が生じます。実証の人は石膏や黄連などの冷やす薬が気持ちよいですが、虚証の人では附子や乾姜のような温める薬が快適です。駆瘀血剤でも虚証用は当帰が主体で、実証用には、桃仁、牡丹皮、紅花、大黄などが揃っています。

モダン・カンポウ　処方選択の鉄則　6

麻黄、大黄がなければ、実証用から処方しても大丈夫

漢方薬処方の原則は、悩めば虚証用からカードを切ることです。これは実証では問題なく飲める麻黄や大黄が虚証では問題となるからです。では麻黄と大黄がなければ、どちらから処方してもいいのでしょうか。僕はそう思っていますし、実際にそれほどの頓着なく処方しています。虚証の人に多量の大黄や麻黄は不快な作用を起こしかねないと心の隅に置いておくことが大切です。まれに厚朴が虚証の人に倦怠感をもたらすこともあります。

POINT

「フローチャート漢方薬治療」では胃薬のように使用する漢方薬は半夏瀉心湯⑭→安中散⑤→人参湯㉜の順です。実証タイプから虚証タイプに並んでいますが、大黄も麻黄もないので問題なしです。一方で下剤では麻子仁丸(126)や潤腸湯(51)が第一選択で、桃核承気湯(61)や大承気湯(133)はあとのカードです。それが不快な作用が少ないからですね。虚証の人に桃核承気湯(61)を飲んでもらうと、腹痛でトイレから離れられなくなります。実証の人の場合快便にします。

コメント

当帰芍薬散㉓は虚証、桂枝茯苓丸㉕は実証向けの駆瘀血剤です。しかし、下肢静脈瘤の臨床研究で全員に桂枝茯苓丸㉕を処方しましたが、なにも副作用はありませんでした。合わないカンポウでは、ただ効かないだけですね。駆瘀血剤でも通導散(105)や大黄牡丹皮湯㉝は大黄を含んでいますので、注意して処方した方が安全だということです。大黄と麻黄がなければ、直感で、またはオートマチックに処方して基本的に問題ありません。

規範　心得　処方　処方選択　副作用　効果増強　思いつかない時　効かない時　勉強のヒント　漢方理論をクリアに

モダン・カンポウ　処方選択の鉄則　7

病気や症状が長引けば、小柴胡湯⑨を併用しよう

小柴胡湯⑨は少陽病期の代表処方です。少陽病期とは急性期を過ぎた病態と僕は大雑把に理解しています。つまり経過が長くなった時に特効薬なのです。咳に対して麻杏甘石湯(55)や麦門冬湯㉙を試して大分調子が良くなったが、でも経過が長くなり、なんとなくすっきりしないという時に、小柴胡湯⑨を加えるのです。清肺湯(90)＋小柴胡湯⑨も可能です。小柴胡湯⑨がすでに合方されているエキスとしては柴陥湯(73)、柴苓湯(114)、柴朴湯(96)があります。

POINT

少陽病期の薬は柴胡剤ですので、小柴胡湯⑨にこだわる必要はありません。大柴胡湯⑧でもよいのです。しかも、体格にかかわらず小柴胡湯⑨を併用して問題があるとも思えません。まず小柴胡湯⑨の併用をトライして、その後大柴胡湯⑧や他の柴胡剤との併用を考慮する方が処方選択としてはわかりやすいと思っています。

コメント

柴苓湯(114)は小柴胡湯⑨＋五苓散⑰です。柴朴湯(96)は小柴胡湯⑨＋半夏厚朴湯⑯です。大柴胡湯⑧＋五苓散⑰や大柴胡湯⑧＋半夏厚朴湯⑯が既成漢方薬として存在しないことから、まず小柴胡湯⑨を併用することは理にかなっているのではと思っています。ものすごい実証の大柴胡湯⑧が適応と思われるような人に、柴朴湯(96)や柴苓湯(114)を処方しても、ちゃんと効いています。

モダン・カンポウ 処方選択の鉄則 8
小柴胡湯⑨が効かない時は半夏瀉心湯⑭を試してみよう

　小柴胡湯⑨の典型的腹部所見は肋骨弓下の圧痛（胸脇苦満）です。また、半夏瀉心湯⑭の典型的腹部所見は心窩部の圧痛（心下痞硬）です。隣同士でよく似てますね。ですから、小柴胡湯⑨と思って有効でない時は、半夏瀉心湯⑭を試してみるとよいのです。反対に半夏瀉心湯⑭と思っても無効な時は、小柴胡湯⑨を試してみると解決することもあります。

POINT

　小柴胡湯⑨は柴胡、黄芩、半夏、人参、甘草、大棗、生姜です。一方で小柴胡湯⑨の柴胡を黄連に、生姜を乾姜に変えたものが半夏瀉心湯⑭です。乾姜は生姜を湯通しして乾かしたものです。大きな違いは柴胡と黄連ですね。ですから、小柴胡湯⑨と半夏瀉心湯⑭は兄弟のような処方です。半夏瀉心湯⑭の黄連を増量し、黄芩が桂皮に変わったものが黄連湯⑫⓪です。よって黄連湯⑫⓪も兄弟ですね。腹痛と嘔吐に使用します。

コメント

　半夏瀉心湯⑭は大塚敬節先生の3大処方のひとつです。他は大柴胡湯⑧と八味地黄丸⑦でした。半夏瀉心湯⑭がただの胃薬的漢方であれば3大処方には登場しないはずです。半夏瀉心湯⑭は広くいろいろな症状を治したのでしょうし、今でもいろいろな症状に有効なことは体感できます。小柴胡湯⑨の兄弟であるとの認識があれば、当然のことにも思えます。

モダン・カンポウ 処方選択の鉄則 9

有効な薬剤同士を併用しよう

　ある訴えに有効な薬剤と有効な薬剤を併用することは西洋薬学的発想では当然のことです。ところがカンポウは生薬の足し算の結晶ですので、いつもそうなるとは限りません。しかし通常は西洋薬剤と同じように有効なものと有効なものを足し合わせるとさらに有効になることが多いのですね。まず、1つを試して、それから2つを合わせるようにすることが遠回りのようでも、処方選択からは近道です。

例外

咳に対して麦門冬湯㉙＋麻杏甘石湯㉕、腰痛に対して牛車腎気丸⑩⑦＋疎経活血湯㊺＋当帰四逆加呉茱萸生姜湯㊳から2つ、蕁麻疹に十味敗毒湯⑥＋茵蔯蒿湯⑬⑤、蓄膿症に葛根湯加川芎辛夷②＋辛夷清肺湯⑩④、痒みに黄連解毒湯⑮＋白虎加人参湯㉞など、いろいろと代表例はあります。最初から合方したのでは、どちらが効いたのかわかりません。1剤で十分なことも、1剤の方がより有効なこともありますから。

コメント

　ともかく1剤から、回り道のようでもこれが鉄則です。最初から合方すると片方が無効で、片方が有効な時に無駄な薬を処方することになってしまいます。カンポウは構成生薬数が少ない方が、切れ味が良いので、できれば少ない処方数で対処したいのですね。一方で有効であることが体感できているもの同士を合わせることは、意味があります。どちらがより有効かを考えることもステップアップには良い勉強ですね。

モダン・カンポウ　処方選択の鉄則　10

1剤を確かめた後に併用を

　カンポウが効くことを体感すると、ついつい、いろいろな訴えにカンポウを処方したくなります。その結果、カンポウの処方数が増えていくことがあります。そんな気持ちを抑えて、遠回りのようでも1剤から勧めましょう。複数から始めたのではどれが効いたのかわかりません。無効な薬を知ることが実は大切で、何が有効かを知った上で、併用に移りましょう。併用でも結構効果的ですが、最初から併用は避けるという姿勢です。

例　外

　実は、最初から複数処方を勧める漢方医もいます。しかしカンポウは足し算の叡智です。あまりにも生薬数が多くなるとカンポウとしての効果も減弱する可能性が増加します。過去の歴史で経験された漢方薬の併用（合方）は問題ありません。経験に基づくのが漢方です。コンセンサスガイドラインの集大成とも言えます。ですから、有名でない組み合わせをする時に注意を払いましょう。

コメント

　最初から合方されたものをエキス剤にしているものもあります。柴朴湯⑯（小柴胡湯⑨＋半夏厚朴湯⑯）、柴苓湯⑭（小柴胡湯⑨＋五苓散⑰）、柴陥湯⑦（小柴胡湯⑨＋小陥胸湯）、茯苓飲合半夏厚朴湯⑯、胃苓湯⑮（平胃散⑲＋五苓散⑰）、猪苓湯合四物湯⑫、柴胡桂枝湯⑩（小柴胡湯⑨＋桂枝湯㊺）、温清飲㊼（黄連解毒湯⑮＋四物湯㉛）などです。パッケージの数で考えるよりも、生薬数で考えた方が正しく理解できますが、最初は少ないパッケージ数からというスタンスで。

モダン・カンポウ　処方選択の鉄則　11

こんな症状にこんなカンポウが効くの？

カンポウは体全体を治すようにセットアップされています。むしろ、現代医学的な病態論がない以上、それしか知恵がなかったと考えた方が自然です。だからこそ、カンポウを処方していると、こんな訴えや症状にこんなカンポウが効くのかということを経験します。カンポウのおもしろさ、不思議さ、臨床での有益性を実感する時です。みなさんもどんどんとカンポウを処方して、いろいろな症状に有効であることを体感してください。

POINT

たとえば、最近の自験例でも、小建中湯(しょうけんちゅうとう)(99)で抜け毛、大柴胡湯(だいさいことう)⑧で花粉症、桃核承気湯(とうかくじょうきとう)(61)下肢痛に、当帰芍薬散(とうきしゃくやくさん)㉓で原因不明の紫斑病、当帰四逆加呉茱萸生姜湯(とうきしぎゃくかごしゅゆしょうきょうとう)㊳で禿、桂枝茯苓丸(けいしぶくりょうがん)㉕で不眠、葛根湯(かっこんとう)①で湿疹、加味帰脾湯(かみきひとう)(137)で生理時の下痢、柴胡桂枝湯(さいこけいしとう)⑩で原因不明の腹痛や腰痛、抑肝散(よくかんさん)(54)で背中の痛み、補中益気湯(ほちゅうえっきとう)㊶で呼吸苦、六君子湯(りっくんしとう)㊸でめまい、半夏瀉心湯(はんげしゃしんとう)⑭で肩こり、加味逍遙散(かみしょうようさん)㉔で舌痛症、越婢加朮湯(えっぴかじゅつとう)㉘で顎関節症などなど、いくらでもあります。

コメント

たくさんの訴えがある人には、一番治してほしい症状に対してフローチャート的に処方しています。そんな時に随伴して治る他の症状を経験するとカンポウの幅広い有効性を実感します。できるだけ1剤で対処した方がそのカンポウの有用性を間違いなく認識できます。複数を処方したのではその効果がどのカンポウによるのか判然としません。できるだけ1剤で対処した方が楽しみも増しますね。そして勉強になりますね。

モダン・カンポウ　処方選択の鉄則　12

桂枝湯㊺を加えると
マイルド（虚証向け）になる

　漢方処方をマイルドにする方法の１つは桂枝湯㊺を加えることです。古典では麻黄湯㉗で発汗させた後は、桂枝湯㊺と麻黄湯㉗を足した桂麻各半湯にします。麻黄湯㉗を減量しようという手段を取らないのですね。麻黄附子細辛湯⑫⑦での発汗後も桂枝湯㊺＋麻黄附子細辛湯⑫⑦（≒桂姜棗草黄辛附湯）を使用します。桂枝湯㊺が薬力を弱めるということは、時間が経過した時や、やや虚弱になった時などに併用すると思っています。

POINT

　西洋薬では薬力を弱めるためには内服量を減らす方法を取ります。カンポウは実は総量はあまり作用に影響しません。むしろ生薬の足し算とバランスが作用に強く影響します。桂枝湯㊺を加えるというのはそんな知恵とも思えます。麻黄剤などは総量を増やして効果を増すという作戦もありですが、その反対に総量を減らして効果を減らそうとはあまり思わないのですね。

コメント

　桂枝湯㊺の中の桂皮の量を増量したものが桂枝加桂湯です。もっとも虚弱者用の急性発熱性疾患に対する漢方処方です。小柴胡湯⑨に桂枝湯㊺が加わったものが柴胡桂枝湯⑩で、小柴胡湯⑨よりは虚証用です。反対に桂枝湯㊺に麻黄と葛根が加わると葛根湯①で元気な人の急性発熱性疾患に対するカンポウになります。足し算とバランスで対象となる患者別のラインアップとなっていることがわかります。

モダン・カンポウ 処方選択の鉄則 13
麻黄が飲めるか飲めないかは、飲んでみないとわからない

「本当に明日から使える漢方薬シリーズ」の基本コンセプトの1つが、「虚実は消化機能を反映する」です。胃に障ることがある麻黄が飲める人は実証、飲めない人が虚証です。経験的に、アナログ的に虚実を決める表やイラストはよく目にします。それは虚証や実証を暗示するということです。つまり、最終的には麻黄を飲ませなければわからないと思っておくことです。それが処方選択にはとても役立ちます。

例外

通常は麻黄を飲むとムカムカ、ドキドキするような人でも、インフルエンザで高熱や関節痛が生じると1日は麻黄湯㉗が内服可能です。通常は麻黄湯㉗など飲んでもびくともしない人が、ストレスや疲労などがあると麻黄湯㉗でムカムカ、ドキドキすることがあります。つまり虚証や実証は時間的にも相対的なもの、移り変わるものと考えることが大切です。それが処方選択に役立つからです。

コメント

水太りの人は筋肉量が少なく通常は虚証と考えられます。防已黄耆湯⑳などが水太り用の減量薬として使用されています。水太りタイプの中年以降の女性は変形性膝関節症で悩んでいます。変形性膝関節症の痛みには越婢加朮湯㉘が良く効きます。そんな時に明らかに虚証だから越婢加朮湯㉘は使用できないと決めつけるのではなく、トライしてみるというスタンスが大切だということです。

モダン・カンポウ　処方選択の鉄則　14
柴胡加竜骨牡蛎湯⑫の不思議、虚証にも結構使える

　柴胡剤は実証から虚証に向けて、大柴胡湯⑧、柴胡加竜骨牡蛎湯⑫、四逆散㉟、小柴胡湯⑨、柴胡桂枝湯⑩、柴胡桂枝乾姜湯⑪とラインアップされていると言われています。この中で柴胡加竜骨牡蛎湯⑫は大柴胡湯⑧に竜骨牡蛎が加わったものか、小柴胡湯⑨に竜骨牡蛎が加わったものか、またはまったく別物か判然としません。柴胡剤に鎮静効果のある竜骨と牡蛎という生薬が加わったものと理解するのが処方選択上は有用です。

例外

　柴胡加竜骨牡蛎湯⑫はツムラエキス剤では柴胡、黄芩、半夏、桂皮、茯苓、人参、大棗、生姜、竜骨、牡蛎の10種からなっています。虚証向きの人参、桂皮などを含みます。大柴胡湯⑧の次に実証用だというイメージはありません。実際に臨床で使用していると、結構虚証の人にも有効で、不快な作用もありません。原典には大黄や鉛丹が入っていますが、共に含まれません。鉛丹は中毒防止のためです。また大黄が含まれないので虚証でも使いやすいです。

コメント

　柴胡剤の分類は実証から虚証へ教科書のように分類するよりも、緩下・抗炎症・駆瘀血作用がある大黄を含む柴胡剤が大柴胡湯⑧、鎮静作用がある竜骨・牡蛎を含む柴胡剤が柴胡加竜骨牡蛎湯⑫、芍薬と甘草を含む柴胡剤が四逆散㉟、小柴胡湯⑨は柴胡剤の王様、桂枝湯㊺が加わり小柴胡湯⑨を虚証に向けたものが柴胡桂枝湯⑩、熱薬の乾姜を含む柴胡剤が柴胡桂枝乾姜湯⑪と考えると処方選択には有用です。

モダン・カンポウ　処方選択の鉄則　15
虚実は混在している、実証向け処方＋虚証向け処方も OK

　カンポウの本や、講演会で「虚実は混在している」という言葉があります。なんでも臨床で役に立つことは拝借しましょう。処方選択の方便として利用しましょう。つまり虚証用と実証用のカンポウを併用してもよいことがあるということです。水太りタイプの人に第一選択とされる防已黄耆湯⑳と麻黄が1日量で6g入っているがっちりタイプ用の越婢加朮湯㉘の併用が典型的ですね。変形性膝関節症では多用される併用方法です。

POINT
　虚証用漢方と実証用漢方の併用の例は、補中益気湯㊶＋桂枝茯苓丸㉕、補中益気湯㊶＋黄連解毒湯⑮、補中益気湯㊶＋葛根湯①、柴胡桂枝乾姜湯⑪＋桂枝茯苓丸㉕、柴胡桂枝乾姜湯⑪＋黄連解毒湯⑮、八味地黄丸⑦＋黄連解毒湯⑮、八味地黄丸⑦＋桃核承気湯㊳などもよく使用される組み合わせです。また、虚実が混在しているということは、悩めば補うカンポウをまず投与という手段が取れるということでもあります。

コメント
　「虚実が混在している」と言えれば、究極はなんでも使用可能ということになりますね。西洋医学の補完医療としてカンポウを使用するのであれば、そして保険適応漢方エキス剤を使用するのであれば、誤って処方しても死亡することや、重篤な副作用が生じることはありません。ですから、まず使ってみようというリラックスしたスタンスでの処方を行えば良いのです。虚証用カンポウと実証用カンポウの併用もありだという意味です。

モダン・カンポウ 処方選択の鉄則 16

生理・妊娠・出産に関する訴えには当帰芍薬散㉓

　女性のカンポウの筆頭は当帰芍薬散㉓です。特に生理や妊娠、出産に伴う訴えや、それらで悪化した訴えには当帰芍薬散㉓が有効です。ぜひファーストチョイスで試しましょう。当帰芍薬散㉓が効かない時は、駆瘀血剤をいろいろ試してみましょう。当帰芍薬散㉓は不妊にも有効ですが、習慣性流産にも有効です。産後の肥立ちが悪い時にも頻用されていました。そんな昔の知恵を現代西洋医学的知識と併用することは楽しいですね。

POINT

　生殖医療の進歩はめざましいです。子どもを希望する時にカンポウだけで頑張るのはほどほどが良いと思っています。まだまだ時間のあるご婦人はカンポウだけで頑張るのもよいですが、時間が限られている時は、もちろん西洋医学的不妊治療を最優先にしましょう。精子の運動能力低下に補中益気湯㊶が有効とも言われています。ご夫婦で同じのカンポウを飲むことも意味があるでしょう。

コメント

　生理に伴う乳腺痛や大伏在静脈に沿う痛みにも当帰芍薬散㉓は有効です。産後の腰痛にも有効です。ともかく生理・妊娠・出産に関する訴えにはまず当帰芍薬散㉓を使ってみましょう。婦人の処方は他に桂枝茯苓丸㉕、加味逍遙散㉔を加えると相当な領域をカバーできます。ご婦人の訴えで、処方が思いつかない時は、ともかく当帰芍薬散㉓、桂枝茯苓丸㉕、加味逍遙散㉔を試しましょう。

モダン・カンポウ　処方選択の鉄則　17

実証用と虚証用を覚えよう

「○○の裏処方は□□だ」などと言われます。できればこちらを飲ませたいが、虚証なので、それが飲めそうにないのでこちらに、という意味です。こんな組み合わせを覚えておくと、処方選択のヒントになりますね。どちらか悩めば虚証用から使用しますが、麻黄(まおう)や大黄(だいおう)などが入っていない時は、どちらを先に処方しても不快な作用にあまり差はありません。

POINT

麻黄湯(まおうとう)㉗の裏処方と言えば、麻黄附子細辛湯(まおうぶしさいしんとう)(127)です。小青竜湯(しょうせいりゅうとう)⑲の裏処方と言えば苓甘姜味辛夏仁湯(りょうかんきょうみしんげにんとう)(119)です。番号的には＋100 ですね。また、補中益気湯(ほちゅうえっきとう)㊶は小柴胡湯(しょうさいことう)⑨の虚証バージョンと言われます。真武湯(しんぶとう)㉚は陰証の葛根湯(かっこんとう)①と呼ばれます。他に実証用と虚証用は、清肺湯(せいはいとう)(90)と滋陰至宝湯(じいんしほうとう)(92)、柴胡加竜骨牡蛎湯(さいこかりゅうこつぼれいとう)⑫と桂枝加竜骨牡蛎湯(けいしかりゅうこつぼれいとう)㉖、女神散(にょしんさん)(67)と加味逍遙散(かみしょうようさん)㉔、牛車腎気丸(ごしゃじんきがん)(107)と清心蓮子飲(せいしんれんしいん)(111)、半夏瀉心湯(はんげしゃしんとう)⑭と人参湯(にんじんとう)㉜、桂枝茯苓丸(けいしぶくりょうがん)㉕と当帰芍薬散(とうきしゃくやくさん)㉓などがあります。

コメント

麻黄湯(まおうとう)㉗は麻黄(まおう)が１日量で５g、麻黄附子細辛湯(まおうぶしさいしんとう)(127)は麻黄(まおう)が４g入っています。麻黄附子細辛湯(まおうぶしさいしんとう)(127)はもっとも優しい麻黄剤(まおうざい)とも呼ばれますが、麻黄(まおう)の量で言えば小青竜湯(しょうせいりゅうとう)⑲が３g です。麻黄(まおう)の量の他に、併存している生薬が麻黄附子細辛湯(まおうぶしさいしんとう)(127)をマイルドにしています。カンポウが足し算であることを体感できます。小青竜湯(しょうせいりゅうとう)⑲は麻黄(まおう)で花粉症に有効と思いますが、その裏処方である苓甘姜味辛夏仁湯(りょうかんきょうみしんげにんとう)(119)は麻黄(まおう)がありません。脇役が重要ですね。

モダン・カンポウ　処方選択の鉄則　18

まず、急性症を治す、慢性疾患はゆっくり治す

　カンポウは生薬の足し算の叡智です。ですからどんどんと処方を追加していくと、効きが悪く、または効かなくなります。急性期と慢性期の症状がある場合には、まず急性期を治療します。急性期の方が早く治る可能性がとても高いからです。急性期の症状を治療した後に、ゆっくりと腰を据えて、慢性期の症状を治すのです。急性期の治療を行う時には、通常慢性期の症状に対するカンポウは使用しません。

POINT

　西洋医学で患者さんが勝手に急性期の治療薬だけを飲んで、慢性疾患の治療薬を休薬したら叱られますね。風邪を引いてPL顆粒を飲むからといって、日頃飲んでいる降圧剤や糖尿病の薬を休薬することはダメですね。カンポウで風邪に介入する時には、日頃飲んでいる慢性疾患や体調不良、未病に対するカンポウは休薬するのです。これはできればの話で、日頃の薬を飲んだ後に、風邪症状となればすぐに風邪のカンポウを飲みます。

コメント

　僕は今でも、大柴胡湯⑧と桂枝茯苓丸㉕を内服しています。体全体の調子が良いからですね。僕が風邪を引くと、葛根湯①を飲みます。そしてできれば、大柴胡湯⑧と桂枝茯苓丸㉕は休薬です。僕が仕事の過労で疲れ果てれば、補中益気湯㊶を飲みます。こんな時も日頃飲んでいるカンポウは中止します。でも両方飲んでも結構効きます。それがお作法だということで、あまり頑なに考える必要もありません。

モダン・カンポウ 処方選択の鉄則 19

早見えのする時は要注意

　定石やフローチャートにあまりにもぴったりと合う時は要注意です。江戸末期から明治にかけてのカンポウの巨匠である浅田宗伯の栗園医訓五十七則に「虚心にて病者を診すべし、何病を療治するにも、兎角早見えの為る時、拍子に載せられて誤るものなり」とあります。あまりにも簡単に結論が出る時には、気をつけろということでしょう。確かに、もう少し詳しく聞けば、病状を尋ねると、違う定石に載ることがあるのです。慌てずに定石に従ってと思っています。

POINT

　「フローチャート漢方薬治療」は結構役に立っています。実際に臨床で使用して、現在の西洋医学で困っている訴えや病状が楽になるのです。そんな処方に慣れてくると、患者さんの話半分で結論が見える時があります。そんな時はだいたい合っているのですが、実はもっと良い処方がその後に判明したりということが起こりえます。花粉症を訴えた人に小青竜湯⑲を考え、その後の会話で妊娠中とわかり当帰芍薬散㉓を与えたなどですね。

コメント

　早見えのする時は、かえって気を引き締めて注意しろという意味だと思っています。浅田宗伯の言葉故に、また自分の経験からも確かにそうだなと思うことがあります。虚心坦懐に患者と接する、邪念を捨てて患者と接する、いつも初心を忘れず患者と接する、そんな実は当たり前のことを沢山の患者を診られるようになると忘れてしまうことがあるのです。淡々と診療を行うことは実は難しいですね。

モダン・カンポウ　処方選択の鉄則　20

漢方薬を構成する生薬から有効性の類推を

桔梗には排膿作用があるので桔梗湯(138)や小柴胡湯加桔梗石膏(109)、排膿散及湯(122)の薬効が理解できます。滋潤作用により麦門冬湯㉙は空咳に有効で、また腸にも滋潤作用が及べば便秘解消に働きます。黄耆は汗を止めるので、防已黄耆湯⑳や黄耆建中湯(98)、補中益気湯㊶に寝汗止めの作用があります。荊芥や連翹は皮膚疾患に効きますから、荊芥連翹湯㊿も理解できます。辛夷は鼻の訴えに有効で、辛夷清肺湯(104)や葛根湯加川芎辛夷②は、確かにそうですね。

POINT

カンポウは生薬の足し算で、生薬の作用を強め、副作用を減らし、また新しい作用を作っていったのです。生薬の理解で全てがわかることはありませんが、やはり構成生薬の有効性が漢方薬自体にも働いていることがあります。薏苡仁はハトムギで皮膚疾患に有名です。桂枝茯苓丸加薏苡仁(125)は理解できますが、薏苡仁湯(52)は実は麻黄剤で、薏苡仁と麻黄などの抗炎症・鎮痛作用がむしろ大切です。

コメント

カンポウは生薬の足し算です。ですから将来的には、カンポウを構成する生薬が、全部とは言いませんが、いくつか頭に浮かぶと楽しいですし、処方選択の範囲が広がります。そして生薬の薬効などもわかり始め、知りたくなると、ますますカンポウの不思議さを体感でき、処方選択に有効です。生薬ひとつ、または複数の生薬を入力して、それらを含むカンポウがさっと提示されると楽しいですね。そんなiPhoneアプリを作りました。

モダン・カンポウ 処方選択の鉄則 21
大黄の有無でカンポウを考える

　似たようなカンポウを大黄の有無で理解することも処方選択の整理に役立ちます。黄連解毒湯⑮は黄連、黄芩、黄柏、山梔子の4種類の生薬から構成される漢方薬で、のぼせ、イライラ、高血圧、湿疹の痒み、鼻血、不眠、気分の高揚などに有効です。同じような作用で三黄瀉心湯⑬があり、こちらは黄連、黄芩、大黄の3種類の生薬構成です。まず簡単に黄連解毒湯⑮に大黄が入ったようなカンポウが三黄瀉心湯⑬と理解してみましょう。

POINT
　黄疸の聖薬である茵蔯蒿湯⑭は、茵蔯蒿、山梔子、大黄の3種類の生薬からなるカンポウです。湿疹や蕁麻疹にも有効ですが、茵蔯蒿湯⑭では下痢をしてしまうときには、茵蔯五苓散⑰を使用します。茵蔯五苓散⑰は茵蔯蒿、桂皮、沢瀉、茯苓、蒼朮、猪苓の6種類の生薬構成ですが、簡単に茵蔯蒿湯⑭から大黄を抜いたようなものが茵蔯五苓散⑰とまず理解してしまうのも、最初はわかりやすい方法です。

コメント
　桂枝加芍薬湯⑥に大黄を加えたものが桂枝加芍薬大黄湯⑭です。いぼ痔に効果のある乙字湯③にも大黄が入っています。下痢をしたのではいぼ痔は悪化します。そんなときは大黄を含まない痔疾患の薬として桂枝茯苓丸㉕があると理解してしまいます。柴胡剤の分類も、大黄を含む柴胡剤が大柴胡湯⑧であると理解することも処方選択に有益です。また大黄を含む駆瘀血剤として、桃核承気湯㉛、通導散⑯、大黄牡丹皮湯㉝などがあると理解します。

モダン・カンポウ　処方選択の鉄則　22

生薬の足し算で作用が変わる

カンポウは生薬の足し算の叡智ですので、生薬と生薬の足し算で効果が異なることは当然昔から知っていました。麻黄＋桂皮で汗を出させる。麻黄＋石膏で汗を止めるなどが有名です。麻黄湯㉗、葛根湯①などは確かに麻黄と桂皮が含まれています。麻杏甘石湯(55)は確かに麻黄と石膏が含まれています。そんな風に考えると、汗を出させて風邪を早期退治する麻黄湯㉗、葛根湯①、その後に麻杏甘石湯(55)ということも理解できますね。

例　外

麻黄湯㉗よりも実証向けの急性発熱性疾患のカンポウは「傷寒論」では大青竜湯です。大青竜湯は、麻黄、桂皮、甘草、杏仁、生姜、大棗、そして石膏です。麻黄と桂皮で汗を出させて、麻黄と石膏では汗を止めてとなんだか矛盾してしまいます。やはり、生薬構成で理解することも楽しいのですが、最終的にはカンポウ全体で理解と思っています。生薬単独や生薬の足し算では限界があることも事実ですね。

コメント

生薬の半夏のかけらをかじると凄いえぐみがあります。しばらくしてから現れます。そんなえぐみを鎮めるものが生姜です。ですから、半夏を含むカンポウの多くに生姜または乾姜が含有されていますね。半夏は麦門冬と一緒になると気を鎮める効果があると言われています。麦門冬湯㉙、釣藤散㊼、温経湯(106)がそうです。また桂皮は上、芍薬は下と言われ、桂枝湯㊺が頭に、芍薬を増量した桂枝加芍薬湯(60)がお腹に効くことも腑に落ちますね。

モダン・カンポウ　処方選択の鉄則　23

エキス剤の足し算で昔の処方を作る

昔から相性の良い組み合わせは、カンポウ＋カンポウ、カンポウ＋生薬で頻用されています。そんな知恵も使いましょう。六君子湯㊸は単独でも有効ですが、香砂六君子湯、柴芍六君子湯も有名です。エキスで作るには、香砂六君子湯≒香蘇散(70)＋六君子湯㊸、柴芍六君子湯≒四逆散㉟＋六君子湯㊸、または柴胡桂枝湯⑩＋六君子湯㊸です。

例　外

柴蘇飲は小柴胡湯⑨＋香蘇散(70)、連珠飲は苓桂朮甘湯㊴＋四物湯(71)です。小柴胡湯⑨＋黄連解毒湯⑮は柴胡解毒湯と呼ばれ、不明熱に有効だそうです。味麦益気湯≒麦門冬湯㉙＋補中益気湯㊶、調中益気湯≒真武湯㉚＋補中益気湯㊶また桂姜棗草黄辛附湯≒桂枝湯㊺＋麻黄附子細辛湯(127)なども漢方エキス剤の使用で作成可能です。そして使用してみましょう。

コメント

香砂六君子湯は正確には六君子湯㊸＋香附子、藿香、縮砂で、香蘇散エキスと足しても香附子が加わるだけです。柴芍六君子湯は四逆散エキスを加えると、柴胡と芍薬以外に枳実と甘草も合わされます。なんとなくいい加減ですが、効けば良いのですね。昔の知恵を参考に、今簡単に使用できる漢方エキス剤の足し算で作れればそれでよいと思っています。

モダン・カンポウ　処方選択の鉄則　24
当帰湯⑩は参耆剤で山椒を含む、大建中湯⑩の親戚みたい

　当帰湯⑩は大塚先生が愛用した処方だそうです。昔は胸痛に使用しました。心筋梗塞や狭心症もどきにも使用したのでしょう。しかし、今時そんな胸痛は西洋医学の独断場ですね。当帰湯⑩は西洋医学的にはよくわからない胸痛に使用します。肋間神経痛でもよいですし、胸部の帯状疱疹でもよいのです。原因不明の胸部の違和感にも有効だそうです。不思議な薬で、最初は使いにくいので敢えて、ここに挙げておきます。

POINT
　当帰湯⑩は字の如く当帰を含むのですが、実は参耆剤です。人参と黄耆も含んでおり、補中益気湯㊶や十全大補湯㊽と同じく気力体力をつけるカンポウなのですね。そして特徴的なことは山椒を含んでいます。大建中湯⑩に山椒が含まれていることは有名ですが、当帰湯⑩にも山椒があり、これが結構な鎮痛効果を持っていると考えられています。大建中湯⑩は山椒のほか、乾姜、人参、膠飴です。乾姜と人参も当帰湯⑩には含まれています。

コメント
　消化器外科領域でイレウスもどきの患者さんに大建中湯⑩は頻用され、効果を発揮しています。大建中湯⑩から膠飴を抜いて、当帰、半夏、桂皮、厚朴、芍薬、黄耆、甘草を加えた10生薬が当帰湯⑩です。駆瘀血効果がある当帰、気分を晴らす桂皮や厚朴などもありますので、もっと利用される機会があるのではと僕は思っています。

モダン・カンポウ 処方選択の鉄則 25
昔、大承気湯⑬は頻用処方、便秘を治すと気が晴れる

　大承気湯⑬は大黄、芒硝、厚朴、枳実の4つの構成生薬からなります。大黄と芒硝が入っているので、基本的に実証用の薬です。今では便秘薬と思われていますが、「類聚方広義」などでは相当の紙面を割いて大承気湯⑬を説明しています。それだけ頻用されたのですね。抗生物質のない時代、抗菌作用に類似する効果を持っていた大黄を含む製剤は頻用されたのです。通導散⑩は大承気湯⑬と駆瘀血作用の生薬である紅花、当帰を含むカンポウと理解します。

例　外

　大黄は下剤ですが、感染性の下痢に使用すれば下痢が治まります。大黄単独は、構成生薬がひとつですが、例外的に将軍湯として漢方薬に入れられています。統合失調症のような病気に使用したと思われます。大黄はまた駆瘀血効果もあります。大黄牡丹皮湯㉝は急性虫垂炎様の症状の初期に頻用されたのですね。大黄と牡丹皮が大切な構成生薬です。ですから大黄は下剤としてのみ、単純に覚えるのではちょっともったいないのです。

コメント

　大承気湯⑬と同じく、「承気」という字を含む漢方エキスは、調胃承気湯㉔（大黄、芒硝、甘草）、桃核承気湯㉛（大黄、芒硝、甘草、桃仁、桂皮）があります。どれも気を晴らす作用があるのですね。桃核承気湯㉛を飲んで、快便となるご婦人は、「バナナのような便が出て、気分も最高だ」と喜んでくれます。これが承気という状態なのかなといつも思ってしまいます。大黄と芒硝を含むカンポウが基本的に承気湯類です。

モダン・カンポウ　処方選択の鉄則　26

四物湯(71)（女性の妙薬）と併用する

四物湯(71)は女性の妙薬と言われ、女性のいろいろな訴えに重宝されます。しかし単独で処方されることは少なく、他の漢方薬や生薬を加えて処方されることが多いのです。四物湯(71)＋黄連解毒湯⑮は温清飲(57)としてエキス剤でも有名です。四物湯(71)を含むエキス剤には、十全大補湯㊽、芎帰膠艾湯(77)、大防風湯(97)、当帰飲子(86)、七物降下湯㊻などがあります。四物湯(71)と苓桂朮甘湯㊴は連珠飲と呼ばれます。四物湯(71)＋八味地黄丸⑦、四物湯(71)＋加味逍遙散㉔も使用されます。

POINT

芎帰膠艾湯(77)は四物湯(71)に甘草、艾葉、阿膠を加えたものです。3世紀頃に書かれた「金匱要略」に桂枝茯苓丸㉕や当帰芍薬散㉓と一緒に並んでいます。一方、四物湯(71)は12世紀の「和剤局方」が出典です。芎帰膠艾湯(77)があるということは、既にそれ以前に四物湯(71)は試したと思います。なぜ、四物湯(71)が1000年近くも後から登場するのか僕には不思議なのです。人間が違う、生薬が違う、病気が違うのかもしれません。知っていながら載せなかったのでしょうか。

コメント

十全大補湯㊽は四物湯(71)＋四君子湯(75)（人参、茯苓、甘草、蒼朮）＋桂皮＋黄耆です。四君子湯(75)には他に大棗と生姜が入りますが、エキス剤の十全大補湯㊽にはそれらがないのです。原典の「和剤局方」にもぱっと見ると10種の生薬しか記載がありません。ところが、それらを大棗と生姜と一緒に煎じると原典には書いてあります。つまり12種の生薬で四物湯(71)＋四君子湯(75)＋桂皮＋黄耆なのです。

モダン・カンポウ 処方選択の鉄則 27

痛みにはまず芍薬甘草湯㊿

芍薬甘草湯㊿は芍薬と甘草の2種類の生薬からなるカンポウです。筋肉の過剰収縮による痛み全般に有効です。有名なこむら返りから、しゃっくり、ぎっくり腰、胃痛、下痢、生理痛、尿管結石の痛み、子どもの夜泣きなどにも有効です。不思議なことに横紋筋にも平滑筋にも有効です。鞄に入れておくと便利なカンポウで、国内国外を問わず出張時などにも重宝します。通常頓服として飲むカンポウです。スポーツ前に内服すると足がつりにくくなります。

例外

構成生薬数が少ないカンポウは切れ味はよいですが、常用すると効かなくなること、効きが悪くなることがあります。まず痛みには芍薬甘草湯㊿を内服して、その後は腹痛であれば柴胡桂枝湯⑩、ぎっくり腰であれば疎経活血湯㊺、生理痛であれば桂枝茯苓丸㉕、尿管結石であれば猪苓湯㊵などと併用します。こむら返りは芍薬甘草湯㊿である程度良くなれば、八味地黄丸⑦または牛車腎気丸⑩に変更し、できるだけ芍薬甘草湯㊿は頓服とします。

コメント

芍薬と甘草を含む漢方薬は、桂枝湯類（桂枝湯㊺、葛根湯①、桂枝加芍薬湯㊿、桂枝加朮附湯⑱、桂枝加竜骨牡蛎湯㉖など）、四逆散㉟、建中湯類（小建中湯㊾、黄耆建中湯㊽、当帰建中湯⑫など）があります。どれも腹部診察では腹直筋の攣急を認めることが多いのですが、痛みに対する切れ味の良さは芍薬と甘草だけからなる芍薬甘草湯㊿です。カンポウは足し合わせると効果が減弱することを体感できると思います。

モダン・カンポウ　処方選択の鉄則　28

反対の症状に効くことも

　漢方薬は生薬の足し算です。そして反対の作用をもつ生薬が含まれていることがあります。それは他の生薬の暴走を防ぐとも言われています。反対の作用があるので処方選択の参考にもしましょう。酸棗仁湯⑩3は眠れない時の薬として有名ですが、寝過ぎて困る時にも著効することがあります。五苓散⑰は水が溜まっている時には尿量が増加しますが、脱水状態では尿量は増加しないと言われています。カンポウが足し算であるための巧みな技です。

POINT

　生薬の大黄は通常は便通をコントロールするために加えられます。煎じ薬では大黄を加えて、増量すればよいのですが、エキス剤では麻子仁丸⑫6などを就寝前に与えればよいのです。ですから、その大黄を含むカンポウは基本は下剤ですが、感染性の下痢などの時は下痢止めの作用を発揮します。大黄は駆瘀血作用もあり、また抗生物質のない時代は、抗菌剤もどきとして使用されました。そんな知恵です。

コメント

　半夏白朮天麻湯㊲は通常は、起立性低血圧などに有効ですが、高血圧の人にめまいなどで投与すると血圧が下がることを経験します。桂枝加竜骨牡蛎湯㉖は虚弱な人のインポテンツに有効ですが、精力が高ぶって困る時にも使用されます。未亡人が鬼と性交渉をするような夢をみる時に使用されたそうです。今は悪夢を訴える人に投薬して喜ばれています。こんな反対の作用にということも処方選択の知恵になりそうです。

モダン・カンポウ 処方選択の鉄則 29

「○○の聖薬」を覚えよう

　昔から「○○の聖薬」と呼ばれるカンポウがあります。婦人の聖薬は当帰芍薬散㉓、黄疸の聖薬は茵蔯蒿湯⑬⑤、嘔気の聖薬は小半夏湯、つわりの聖薬は小半夏加茯苓湯㉑などです。つまり症状などからオートマチックにカンポウが思い浮かぶということで、いわゆるフローチャート的な考え方ですね。八味地黄丸⑦や牛車腎気丸⑩⑦を初老期の聖薬という人もいます。確かにそうですね。

例外

　小半夏湯は半夏と生姜です。この２つの生薬で吐き気を抑えます。小半夏湯のエキスはありませんが、小半夏湯に茯苓が加わった小半夏加茯苓湯㉑は漢方エキス剤で使用可能です。つわりの聖薬ですね。冷やして少しずつ飲むと有効と言われています。半夏瀉心湯⑭にショウガを追加すれば生姜瀉心湯もどきとなり、嘔気に有効です。

コメント

　生薬の茵蔯蒿は黄疸の聖薬です。つまり茵蔯蒿湯⑬⑤の他に茵蔯五苓散⑰も黄疸に有効です。茵蔯蒿湯⑬⑤は茵蔯蒿、山梔子、大黄の３種の生薬構成です。茵蔯五苓散⑰は茵蔯蒿＋五苓散（桂皮、茯苓、沢瀉、蒼朮、猪苓）です。大黄が入っている茵蔯蒿湯⑬⑤はファーストチョイスです。すでに下痢などしている時は大黄がない茵蔯五苓散⑰です。黄疸の時は、小柴胡湯⑨＋茵蔯蒿湯⑬⑤、その後、慢性期には補中益気湯㊶＋茵蔯蒿湯⑬⑤が頻用されます。

モダン・カンポウ　処方選択の鉄則　30
条文が読めるようになるとかえって要注意

　「傷寒論」に登場する葛根湯①の有名な条文は「太陽病、項背強几几、無汗、悪風、葛根湯主之」です。これは急性発熱性疾患で、項背がこわばり、汗がなく、悪風する患者にはまず葛根湯①で間違いないというものです。つまり、インフルエンザでも汗がなく、ゾクゾクして、項背がこわばれば、麻黄湯㉗ではなく、葛根湯①を選ばないとダメだということになります。一方で、インフルエンザの場合オートマチックに麻黄湯㉗を使用しても有効です。どちらが本当に良いのかはまだ不明です。

例外

　項背のこわばりは葛根湯①では重要視されています。肩凝りに葛根湯①が有効と言われていますが、この肩凝りは、項背の凝り、つまり首の根っこの凝りです。通常の肩凝りよりは中央に寄っています。急性の肩凝りには葛根湯①は有効でしょうが、慢性の肩凝りにはあまり有効とは思っていません。運動療法がやはり効果的です。肩凝りには柴胡剤や駆瘀血剤も有効なことがあり、半夏瀉心湯⑭や抑肝散㊺も効くことがあります。

コメント

　少し古典の知恵がつくと、かえって処方選択を誤ることもあります。「フローチャート漢方薬治療」では花粉症には小青竜湯⑲が第一選択ですが、患者さんが項背の凝りなどもあると訴えると、葛根湯①を処方したくなるのですね。そして効かないこもあります。定石に従って処方した方が有効なことが多いのですね。でもそんな成功と失敗を繰り返して得た自分の知恵が一番の財産ですね。

モダン・カンポウ　処方選択の鉄則　31
駆瘀血剤は女性だけのカンポウではない

　桂枝茯苓丸㉕や当帰芍薬散㉓などが代表格である駆瘀血剤は、女性専用のカンポウと思われがちですが、そんなことはありません。男性にもどんどんと使用していただきたいカンポウです。そして僕も毎日桂枝茯苓丸㉕を飲んでいます。生理や出産に関することは瘀血との関連性が高いと推測されるために、もっぱら女性専用の薬と思われがちです。そんな固定観念にこだわらずに使用して下さい。古典にも男女を問わず使用されています。

POINT
　婦人科の3大処方は当帰芍薬散㉓、加味逍遙散㉔、桂枝茯苓丸㉕です。婦人科でカンポウの使用頻度が高い施設の統計をとると、その3つの駆瘀血剤で相当な割合を占めます。7割以上の施設もあります。つまり婦人科系疾患で困ることがあれば、上記の3つの駆瘀血剤は少なくとも試してみる価値があるということになります。それぐらいよく効く可能性がある処方ということです。効かない時は順次処方を変更してみましょう。

コメント
　生理痛は瘀血の症状でもあり、また血虚の症状でもあります。瘀血は古血の溜まりといったイメージでそれを治すのが駆瘀血剤です。一方で血虚は西洋医学的な貧血を含めた貧血もどきの症状です。生理痛が瘀血にも血虚にも当てはまるとは矛盾だと責めるのではなく、処方選択の知恵と考えて、瘀血と理解して駆瘀血剤で軽快する生理痛もあれば、血虚と理解して血虚に奏功する四物湯類で治る生理痛もあると腑に落としましょう。

第5章

モダン・カンポウ
副作用の鉄則

モダン・カンポウ　副作用の鉄則　1

「何かあれば中止ですよ」

　カンポウは一番安全な部類の薬と説明しています。薬であるとの自覚が医師と患者双方に必要です。お互いが全く安全と思っている時に重篤な副作用が生じます。カンポウも薬剤です。また、単一成分でないので、どんな副作用でもごくまれに起こりうると理解しておくことが何より大切です。患者さんには「カンポウも薬ですから、何か起これば中止するか、来院するか、電話するか、必ず相談して下さいね」と言い添えれば問題は生じません。

POINT

　カンポウは昔に比べれば本当に普及しました。そして自分で処方しなくても、前医と同じ処方でカンポウを処方した経験がある医師は少なくありません。そんな時に落とし穴があります。カンポウはただただ安全だと思っている患者も医師も少なくないのです。薬剤であるとの双方の認識があれば、そして何か起きたら中止すれば特別重篤な症状に進展することはありません。

コメント

　以前はカンポウを処方する時に、細かくいろいろな副作用を患者さんに説明したこともあります。しかし、患者さんはたくさんお話をしてもらったと思うだけで、何が大切かを理解できないことがあります。そこで最近は、まず「何か起これば中止ですよ」と繰り返し告げています。そして、患者さんから「何かとはどんなことですか？」と尋ねられた時にだけ、さらなる説明を加えています。それが、一番大切なメッセージを伝える方法と思えます。

モダン・カンポウ　副作用の鉄則　2

漢方薬でも死亡例はある

カンポウも医薬品です。全く安全と思って過信していると死亡例も報告されています。しかし、1 包飲んで、1 週間飲んで死亡することはありません。全く安全と思って、何かが起こっても飲み続けるから不幸な結果になるのです。「何か起これば中止ですよ」という一言を心に刻み、患者さんにいつも投げかけていれば大丈夫です。何か起こった時にカンポウを中止し、次に新しいカンポウを処方するのであれば香蘇散(70)が使いやすいです。

例　外

香蘇散(70)は一番安全な漢方エキス剤と思っています。血圧の上がる麻黄も、間質性肺炎の原因と思われる黄芩も、アレルギーの頻度の高い地黄、桂皮、人参も入っていません。カンポウでなにか不快なことが起これば、僕は香蘇散(70)を処方しています。香蘇散(70)が飲めないということは、賦形剤の乳糖に対するアレルギーが考えられます。乳糖に混入するタンパク質によるアレルギーが報告されています。なお、香蘇散(70)には甘草が 1.5 g/日ほど含まれています。

コメント

漢方エキス剤で小柴胡湯⑨だけが、赤字赤枠で添付文書に警告事項が記載されています。禁忌は(1)インターフェロン投与中、(2)肝硬変・肝癌、(3)慢性肝炎で血小板が 10 万以下です。こんな状態の患者さんに不注意で小柴胡湯⑨が投薬されないようにして下さい。ところが、小柴胡湯⑨を含む柴胡桂枝湯⑩、柴苓湯(114)、柴朴湯(96)、柴陥湯(73)、小柴胡湯加桔梗石膏(109)などには禁忌事項の記載がありません。不思議ですね。

モダン・カンポウ　副作用の鉄則　3

原因不明の症状で入院したらともかくカンポウは中止

　患者さんが緊急に入院する時があります。入院とならなくても、原因不明の不調を外来で訴えることもあります。そんな時にカンポウを内服していれば、ともかく中止です。カンポウは重篤な副作用はまれな薬剤ですが、所詮薬剤です。そしてワンピークではありません。いろいろなものが含まれています。なんでも起こりうると思っておくことが医師としては大切です。他の原因が不明の時はともかくカンポウを疑いましょう。

POINT

　カンポウによる間質性肺炎は有名です。患者さんが空咳で入院し、カンポウが投与されていると、カンポウによる間質性肺炎が強く疑われます。ほかの薬剤の可能性も否定できませんが、やはり疑われるのですね。そんな時は、カンポウの仕業ではないとタンカをきるよりも中止して経過を見ましょう。西洋薬の補完医療としての立ち位置です。補完医療が体を害することになってしまっては困るのです。

コメント

　西洋医学、東洋医学を問わず、患者さんの症状が治るのであれば、患者さんが楽になるのであれば、それでよいのです。それが臨床医です。患者さんに不利益となるものは使用しないに限ります。しかし、その可能性が低く、どうしてもカンポウの有用性が上回る時などは、慎重にカンポウを再開することもありえます。なにが目的かをしっかりと理解して使用すればよいことです。

モダン・カンポウ　副作用の鉄則　4
麻黄剤では血圧が上がることも、狭心症にも注意

　生薬の麻黄にはエフェドリンが含まれています。麻酔中などに血圧を上げるための便利な昇圧剤です。当然、エフェドリンで血圧が上がることは医師としては常識として知っています。ところが、麻黄含有カンポウの長期投与で血圧が上がるということを、ふと忘れてしまうことがあります。血圧を毎回測定できれば最良でしょうが、血圧に関しての質問をいつも心がけることでも対処できます。

POINT
　葛根湯加川芎辛夷②などは蓄膿症もどきのファーストチョイスです。蓄膿症や鼻の通りが悪いと訴える人には結構長期投与をしても胃腸症状や血圧の上昇などが起こりません。不思議なことと思っています。そんな薬が結構危ないのですね。油断した時が危ないと思っています。いつも麻黄含有カンポウでは血圧が上昇しかねないと思っておくことが大切です。

コメント
　エフェドリンには狭心症による死亡報告が当然のようにあります。ところが麻黄含有カンポウの死亡例に狭心症発作はありません。つまりエフェドリンよりは、麻黄含有カンポウの方が少々安全とも言えます。麻黄にはエフェドリンの他、エフェドリン類似物質が含有されており、それらの相互作用でエフェドリンの危険性が減少しているとも考えられます。

モダン・カンポウ　副作用の鉄則　5

麻黄では尿閉も起こりうる

　麻黄にはエフェドリンが含まれています。医師の常識としてエフェドリンでは尿閉が起こりますね。前立腺肥大症を持病として持っている時はとくに要注意ですね。尿閉が生じても、導尿して、その後気を付ければ命の危険はありませんが、患者さんは処方した医師をちょっと恨みますね。カンポウの内服で導尿されるなんて想像してませんからね。麻黄含有カンポウを頻回に使用する時は要注意です。

例　外

　前立腺肥大症の治療薬である交感神経遮断薬をあらかじめ内服してもらって、麻黄含有カンポウを処方するということも理論的に成り立ちますが、そこまでしてカンポウにこだわる必要もないですね。麻黄を含まないカンポウからリラックスして患者さんに合う処方を探しましょう。泌尿器科の先生が、西洋薬とカンポウをご自身の領域で併用することは全く問題ないですし、こんな組み合わせはむしろ有用だという報告がほしいですね。

コメント

　高齢者でも元気な方の風邪のファーストチョイスは麻黄附子細辛湯⑫⑦です。高齢者でも麻黄附子細辛湯⑫⑦よりも葛根湯①の方が、自分の風邪には合っているとおっしゃる患者さんもいます。高齢の方は、特に男性では、前立腺肥大症を原因とする尿閉が生じることをなんとなく頭の片隅において下さい。特に1日に何度も投与する風邪などの時に麻黄剤による尿閉の可能性が増加しますね。

モダン・カンポウ 副作用の鉄則 6

麻黄を含むカンポウを覚えよう

麻黄はエフェドリンを含みますので、高血圧や狭心症、前立腺肥大の方には要注意ですね。ではどのカンポウに麻黄は含まれているのでしょうか。カンポウの名前に「麻」とあれば麻黄が含まれていることが、連想できますね。麻黄湯㉗、麻杏甘石湯(55)、麻杏薏甘湯(78)、麻黄附子細辛湯(127)などです。つまり名前に「麻」が存在しない、でも麻黄を含むカンポウを覚えれば安心ですね。

POINT

麻黄を含むのに「麻」という字がないカンポウは、葛根湯①、葛根湯加川芎辛夷②、小青竜湯⑲、越婢加朮湯㉘、薏苡仁湯(52)、防風通聖散(62)、五積散(63)、神秘湯(85)、五虎湯(95)です。これらを処方する、処方している時には麻黄剤であるという認識を持っていることが大切ですね。徐々に血圧が上がる人もいます。尿が出づらくなる人もいます。狭心症が持病の人では禁忌ですが、すでにステントが挿入されていて発作が治療されている人では、処方しています。

コメント

防風通聖散(62)は痩せ薬として市販されています。まったく別のカタカナ名でも売られています。麻黄が入っているとは思いませんね。薏苡仁湯(52)もリウマチに対してよく使用されます。これも麻黄が含まれているとは思えません。神秘湯(85)は麻黄と柴胡が含まれており経過の長い咳や喘息に使用されますね。これも麻黄が入っていると思っておくことが大切ですね。葛根湯①、小青竜湯⑲、越婢加朮湯㉘が麻黄剤であることは基本的知識と思って下さい。

規範 心得 処方 処方選択 副作用 効果増強 思いつかない時 効かない時 勉強のヒント 漢方理論をクリアに

モダン・カンポウ　副作用の鉄則　7
2～3ヵ月に1回は肝機能とカリウムのチェックを行おう

　西洋医学の補完医療としてカンポウを使用するという立場ですから、採血は通常他の医療機関や医師によって行われています。ところが、まったく検査されていないこともあるのです。数ヵ月に1回は「血液検査をしていますね？」と念を押して聞きましょう。カンポウの副作用には、カリウムと肝機能障害のチェックで十分ですが、他の生活習慣病などの採血も行ってあげましょう。

POINT
　甘草（かんぞう）の過量摂取は昔はむくみとして認識されていました。ところが血圧が測定できる現代では高血圧としても把握され、採血によって、カリウム値の減少を認めます。つまり偽アルドステロン症として理解できるのです。ですから、足のむくみを尋ねることも大切ですが、採血でカリウム値を調べましょう。

コメント
　カンポウも薬剤です。この認識が副作用防止には大切です。薬剤の多くは肝臓で代謝されます。カンポウの成分の多くも肝臓で代謝されますから、肝機能障害は起こる可能性があります。よって、肝機能のチェックも採血するのであれば必ず入れましょう。肝障害が多いカンポウは防風通聖散（ぼうふうつうしょうさん）㉖です。痩せ薬としてやみくもに市販され、使用されている影響です。

モダン・カンポウ　副作用の鉄則　8

昔は漢方の長期投与は念頭にない

　自分でもカンポウを長期にわたって内服しています。家族もカンポウを長く内服しています。患者さんにも長期内服を勧めることが少なからずあります。それで症状や訴えが改善するからです。ところが昔は漢方薬の長期投与は全く念頭にありませんでした。症状が改善すれば中止です。カンポウはどれだけ長く飲んでも安全なのでしょうか。その答えは不明です。僕はカンポウは食物の延長、養生の1つと思っているので飲み続けていますが。

例外

　現代西洋薬剤の安全性も、実は世代を超えないと不明です。世代を超えて初めてほぼ安全と言えると思っています。僕が医師となって四半世紀経ちますが、たくさんのすぐれた西洋薬剤が開発されました。しかしまだまだ世代を超えて安全と言えるものはそれほど多くないのが現状です。そうすると必要な時に必要なものを飲むという姿勢が大切ですね。

コメント

　カンポウは長期内服には適していると僕は思っています。なんとなく体の調子がおかしいという時にもカンポウは効果を発揮します。そんな状態は結構長く続くからですね。ストレスが多く、メタボリックシンドロームの人も増加し、高齢者が激増し、ますますカンポウが長期的に内服される時代となったと思っています。しかし、本当の安全性は数十年後に証明されると思っています。

モダン・カンポウ 副作用の鉄則 9
低カリウム血症の患者さんには甘草は注意して処方を

　利尿剤を常時飲んでいる患者さんでは血清カリウム値が正常範囲下限ギリギリということが多々あります。そんな患者さんに甘草含有漢方薬の内服を続けると足がむくみ、血圧が上がり、血清カリウム値がさらに下がります。つまり偽アルドステロン症になる危険が高いと言われています。採血を毎月行うなど低カリウム血症に気を配りながら処方をしましょう。

POINT

　カリウムの内服をさせながら、カリウム保持性の利尿剤を併用しながら甘草含有漢方薬を処方しようという方法もあります。利尿剤を含めて患者さんの全体を診ている医師が行うのであれば賛成ですが、内科の先生の了解も取らずに、カンポウだけ処方する医師が西洋薬剤まで手を広げることを僕は勧めていません。餅は餅屋でと思っています。安全な範囲で漢方を使用することが西洋医学の補完医療としてのモダン・カンポウです。

コメント

　専門領域の先生方が、自分の領域でカンポウを使用する時はなんでもオーケーと思っています。カンポウ＋西洋薬剤という選択肢も問題ないですね。専門領域なのですから。そして、西洋薬剤とカンポウのマッチングという新しいジャンルの開発にもつながります。一方で、他科の訴えに介入する時は、自分が使い慣れている西洋薬剤以外では、カンポウだけで頑張るのが安全と思っています。

モダン・カンポウ　副作用の鉄則　10

甘草は多くの漢方薬に含まれているので、甘草を含まない漢方薬を覚えよう

　血清カリウム値が正常範囲下限ギリギリの患者さんには甘草を含むカンポウを長期間処方したくないですね。1つの解決策は毎週診察に来てもらうことですね。毎週注意深く観察していれば偽アルドステロン症は回避できます。もう1つの解決策は、甘草を含まないカンポウで頑張ることです。約3/4の漢方薬に甘草は含まれていますので、甘草を含まないカンポウで大切なものを覚えましょう。ちなみに甘草の別名は国老です。

例　外

　八味地黄丸⑦、大柴胡湯⑧、柴胡加竜骨牡蛎湯⑫、黄連解毒湯⑮、半夏厚朴湯⑯、五苓散⑰、当帰芍薬散㉓、桂枝茯苓丸㉕、真武湯㉚、呉茱萸湯㉛、半夏白朮天麻湯㊲、猪苓湯㊵、温清飲㉗、大建中湯⑩、牛車腎気丸⑩、猪苓湯合四物湯⑫、茵蔯五苓散⑰、桂枝茯苓丸加薏苡仁⑤、麻子仁丸⑯、麻黄附子細辛湯⑰、茵蔯蒿湯⑯などです。これだけあると甘草を含有しないカンポウでもいろいろ対処できそうですね。

コメント

　甘草は小柴胡湯⑨（柴胡、黄芩、人参、半夏、甘草、生姜、大棗）、桂枝湯㊺（桂皮、芍薬、甘草、大棗、生姜）、四君子湯㊵（人参、蒼朮、茯苓、甘草、大棗、生姜）などの基本処方となるカンポウに含まれています。ですから、多くのカンポウは甘草含有ですね。だからこそ、複数投与などをしている時には知らず知らずに甘草が過量となることがありえると思っておくことが大切です。

モダン・カンポウ　副作用の鉄則　11

漢方薬は食べ物の延長、
アレルギー反応は起こりうる

　カンポウは食べ物の延長です。蟹が苦手、蕎麦が苦手という人がいるように、食物アレルギーが生じることがあります。起きやすい生薬は人参、地黄、桂皮です。発疹が出たり、痒くなったりすれば止めればよいことです。そんな時は香蘇散⑦を処方しています。香蘇散⑦は昔から魚アレルギーにも有効で、また香蘇散⑦でも同じ症状が起これば、人参、地黄、桂皮ではないとわかります。漢方エキス剤の賦形剤としての乳糖に微量に含まれるタンパク質の可能性大です。

例　外

　大塚先生は50歳代のころ八味地黄丸⑦を飲んでアレルギーが出たそうです。しかし高齢になってから八味地黄丸⑦を飲んでもアレルギーは出ませんでした。松田先生の御尊父松田権六翁（人間国宝）は朝鮮人参でアレルギーが出ましたが、朝鮮人参を含む半夏瀉心湯⑭ではアレルギーは出ませんでした。不思議ですね。事実ですが。

コメント

　命にかかわるようなアレルギーが生じれば再度トライすることは危険です。しかし、ちょっとしたアレルギーかなと思われる程度で、またそれを漢方の責任にして、その後ずっと漢方薬を避け続けるのはもったいないですね。患者さんと相談しながら、再度試す方法もありですね。そしてアレルギーが起こらないことも結構経験します。

モダン・カンポウ　副作用の鉄則　12

地黄、石膏、当帰、麻黄などは胃に障ることがある

がっちりタイプ（実証）の人は消化機能が強い、弱々しいタイプ（虚証）の人は消化機能が弱い、これが簡単に虚実を理解する方法で、本シリーズでの考え方です。麻黄、地黄、石膏、当帰などを含むカンポウでムカムカすることがあるのです。がっちりタイプの人はどんな生薬を含むカンポウも飲めますが、弱々しいタイプの人では飲めるカンポウは限られるということです。

POINT

消化機能を少しでも改善するために参耆剤や人参剤を使用します。参耆剤のなかには地黄を含むものがあります。十全大補湯㊽、人参養栄湯(108)、大防風湯(97)などです。カンポウの知恵は相対的なもので消化機能を改善するためのカンポウのなかに、消化機能に障るカンポウがあるのです。そんな時は地黄のない参耆剤を使用すればよいことです。補中益気湯㊶、半夏白朮天麻湯㊲、清心蓮子飲(111)、加味帰脾湯(137)、清暑益気湯(136)などです。

コメント

胃に障るといっても死ぬことではありません。そんなこともあると思ってどんどんと処方すればよいことです。当帰芍薬散㉓の当帰も胃に障ることがあります。不妊症の特効薬的カンポウです。どうしてもこれを飲ませたいのですね。六君子湯㊸と一緒に飲ませるという方法もありますが、それでも飲めない時は、まず六君子湯㊸を1年間、そして当帰芍薬散㉓という方法もありますし、過去にはたくさんこの作戦で妊娠した人がいるそうです。

モダン・カンポウ　副作用の鉄則　13

保険適応エキス剤に流産・早産の報告はないが、妊婦には要注意

　保険適応漢方エキス剤で流産・早産した報告はありません。妊娠を知らずに漢方エキス剤を1週間、1ヵ月投与しても問題ありません。しかし、添付文書には安全とは記載されていません。それはある意味当然で、カンポウはワンピークではないので、全ての含有成分に対しての検査・検討ができないからです。患者さんには「西洋剤よりも安心だと思う。家族であればカンポウを使用する」と説明しています。

POINT

　カンポウは生薬の足し算で、多数の成分が含まれていることが魅力で、また欠点です。何か起これば、多数の成分のなかの1つの可能性を完全に排除することは難しいのですね。何か起こる世の中です。弁護士の先生のお世話にならないように、注意して下さい。ひとこと「妊娠に関してもカンポウだから100%安全とは言えない。でも、自分ならカンポウを飲む」といった説明がわかりやすく、合理的と思っています。

コメント

　大黄、芒硝、紅花、桃仁、牡丹皮、牛膝などに早流産の可能性が記載されています。しかし、可能性は低いと思っています。本当に早流産できるのであれば、それらの生薬を思いっきり濃く煎じて、それも6種を全て入れて、たくさん飲めば堕胎薬が誕生しそうです。残念ながら母胎に安全な堕胎薬は過去の歴史においてもありません。ましてや保険適応漢方エキス剤に含まれるような濃度では、早流産は起きないのです。

モダン・カンポウ　副作用の鉄則　14

心下振水音は消化機能が弱い証拠、麻黄剤は禁止というヒント

　麻黄剤は弱々しい人が内服すると、ムカムカ、ドキドキすることがあります。不快な影響は避けたいですね。がっちりタイプの人は、消化機能も良く、通常麻黄が飲めます。腹診から麻黄が大丈夫かを知る手立ての１つが心下振水音です。患者を仰臥位として心窩部を指で叩くとチャプチャプ音がする時があります。消化機能が良くないためと考えられ、麻黄を用いることができない腹部診察所見の１つです。

POINT

　食後すぐに、または飲水直後に心窩部を叩けば誰でもチャプチャプ音がします。心下振水音があれば、いつ食事や水を飲んだか聞くことが大切ですね。漢方の腹部診察（腹診）では足は伸ばしたままですが、心下振水音を調べる時は曲げています。その方が聞き取りやすいからです。心下振水音は麻黄剤が飲めないことを暗示するので大切な所見です。

コメント

　小青竜湯⑲は古典では、「心下に水有り」となっています。これを心下振水音があるとする意見もあります。心下振水音があれば麻黄が禁止のことですので、麻黄剤の小青竜湯⑲の適応とすると整合性が合いません。教えて頂いた限りは、心下の水毒ということで、心下振水音ではないということです。矛盾が多い漢方の世界で、自分のカンポウワールドで整合性がないことは自分自身が許せないのです。

第6章

モダン・カンポウ
効果増強の鉄則

モダン・カンポウ　効果増強の鉄則　1
西洋医学的な考え方と同じで、内服回数を増やそう

　薬の効果を増すために内服量や、内服回数を増やして、1日あたりの総量を増やすことは西洋剤では当たり前ですね。麻黄が入っていないカンポウである麦門冬湯㉙や五苓散⑰は、1日あたりの総量を増やした方が効果が長く、そして有効に現れることがあります。麻黄がないので、増量しても副作用は通常起こりません。1回量を増すよりも内服時間を短くして頻回に内服することが通常効果的です。

POINT
　葛根湯①や麻黄湯㉗、麻黄附子細辛湯⑭などを風邪に用いる時は、麻黄剤ですが、2日分を1日で内服するように指導します。ジワーッと汗が出るまで4時間毎に内服です。自分や家族の場合には、2〜3時間毎に内服しています。日頃から、自分が内服する麻黄剤の副作用が出ない範囲の内服頻度を体感しておくことが大切ですね。麻黄剤の回数を増して効果を増強している例ですね。

コメント
　麦門冬湯㉙は空咳の特効薬ですが、作用時間が短いですね。2時間ぐらいで効果が切れることもあります。そんな時は1日3回に縛られずに内服するということです。1日6回でも問題ありません。五苓散⑰を頭痛や歯の痛みに使用する時も通常よりも頻回の内服が有効と思われています。一方で体質改善効果のあるものは総量を増やしても効果の増強は見込めません。量を増やす作戦は急性疾患用と思っています。

モダン・カンポウ　効果増強の鉄則　2

内服回数は同じで薬の効果（薬力）が強いものを使用する

「フローチャート漢方薬治療」で花粉症の第一選択は小青竜湯⑲です。麻黄が1日量で3g入っています。小青竜湯⑲で効果がない時、効果が少ない時は、越婢加朮湯㉘に変更です。越婢加朮湯㉘は麻黄が1日量で6gです。エフェドリンを含有する麻黄に効果が依存していると考えると越婢加朮湯㉘が小青竜湯⑲よりも薬力が強いことになります。効かない時は薬力の強いものを使用するというのは受け入れやすい考え方ですね。

POINT

小青竜湯⑲に含まれる1日量3gの麻黄でもドキドキ感や食欲不振などの副作用が生じることがあります。そんな時は麻黄を含まない苓甘姜味辛夏仁湯⑲が好んで使用されます。漢方的には麻黄を含まないのに花粉症に有効である苓甘姜味辛夏仁湯⑲に魅力があります。つまり麻黄という主役を含まない脇役だけで頑張っている苓甘姜味辛夏仁湯⑲がいじらしいのですね。その構成生薬が実は小青竜湯⑲にも入っています。

コメント

麻黄だけが有効成分であれば、麻黄だけを飲めばそれでよいはずですね。そんなことは昔もできたし、そしてやったはずです。しかしながら、いろいろな脇役も一緒に登場する小青竜湯⑲が生き残り、使用されていることが楽しいのですね、カンポウを使用するものとしては。ですからまれに、越婢加朮湯㉘よりも小青竜湯⑲が有効だという患者さんがいることも理解できます。

モダン・カンポウ 効果増強の鉄則 3
敢えて麻黄剤を併用する

　「フローチャート漢方薬治療」では花粉症には小青竜湯⑲で無効時は越婢加朮湯㉘です。麻黄の量は1日量が3gと6gです。別の手段は小青竜湯⑲の投与回数の増加です。1日3回を4回、5回とすることもできます。もう1つの方法は敢えて麻黄剤を併用することです。小青竜湯⑲＋麻杏甘石湯㊺、小青竜湯⑲＋麻黄附子細辛湯⑫⑦は結構行われる併用方法です。ともに麻黄は4gです。単純な併用では麻黄が7gとなります。注意が必要です。

POINT
　漢方薬を併用する時に、同じ分類の薬剤は基本的に併用されません。柴胡剤を2剤使用するなどです。しかし敢えて、同じ分類の漢方薬であることを認識して併用することもあります。小青竜湯⑲＋麻杏甘石湯㊺は麻黄剤が2剤です。また大青竜湯をエキス剤で作る時は麻黄湯㉗＋越婢加朮湯㉘です。これも麻黄剤が2剤です。知って行うのであれば問題ないということです。知らずに併用することが危険なのです。

コメント
　湯本求真先生の愛用処方は小柴胡湯⑨＋当帰芍薬散㉓、大柴胡湯⑧＋桂枝茯苓丸㉕ですが、駆瘀血剤の併用も頻用されていました。大黄牡丹皮湯㉝＋桃核承気湯㉛＋桂枝茯苓丸㉕です。全て5種類の生薬構成ですが、共通する生薬が多く、9種類の生薬からなるカンポウになります。知って行えば、そして有効であれば、患者治療のために全てオーケーです。

モダン・カンポウ　効果増強の鉄則　4

副作用のない脇役を加える

　花粉症のカンポウは、第一選択が小青竜湯⑲です。麻黄が1日量で3gです。効果がいま一歩の時は、まず小青竜湯⑲の内服頻度を増す、次に麻黄含有量が多い越婢加朮湯㉘にする、または麻黄附子細辛湯⑰などの麻黄剤を敢えて併用するなどの方法がありますが、他には麻黄を含まない漢方薬を併用する方法は安全で有効です。苓甘姜味辛夏仁湯⑲や苓桂朮甘湯㊴などを併用するのですね。麻黄が大切ですが、麻黄以外の脇役でも対処可能です。その併用ですね。

POINT

　苓甘姜味辛夏仁湯⑲は字の如く、茯苓、甘草、乾姜、五味子、細辛、半夏、杏仁の7種の生薬です。苓桂朮甘湯㊴も字の如く、茯苓、桂皮、蒼朮、甘草です。煎じ薬であれば、これらの脇役的生薬をいろいろと加えることもできますが、エキス剤では、麻黄剤である小青竜湯⑲、越婢加朮湯㉘、麻黄附子細辛湯⑰などに苓甘姜味辛夏仁湯⑲や苓桂朮甘湯㊴を加えて、効果の増強を図ります。

コメント

　カンポウは足し合わせると効果が減弱することがありますので、まずは1剤から試しましょう。麻黄剤の併用には注意が必要ですが、苓甘姜味辛夏仁湯⑲や苓桂朮甘湯㊴などの麻黄を含まないカンポウでは、副作用が生じることはごくまれですので、無効時はいろいろと試してみましょう。小青竜湯⑲＋麻黄附子細辛湯⑰＋苓桂朮甘湯㊴という組み合わせは結構有効です。麻黄の1日量は7gで、越婢加朮湯㉘の6gよりもいくらか多いですね。

モダン・カンポウ　効果増強の鉄則　5

附子の併用、1g/日で増量し 6g/日までは基本的に安全

　附子は乾姜とならんで体を強く温めるための代表的生薬です。附子末はエキス剤でも使用可能ですから、附子のみの増量をすることができます。附子は温めるだけではなく、生薬の効果を増強する働きもあると言われています。ですから、附子含有のカンポウでは、附子を増量した方が有効です。一方で附子はトリカブトを減毒したものですから少々の注意が必要です。気長に少しづつ増量していけばまったく問題なく使用できます。

例 外

　附子含有の生薬は、八味地黄丸⑦、牛車腎気丸⑩⑦、真武湯㉚、麻黄附子細辛湯⑫⑦、桂枝加朮附湯⑱、大防風湯⑨⑦などがあります。減毒技術が進歩して安全性ははるかに向上しましたが、昔と同じ量を使用したのでは附子の効果は相対的に低下してしまいます。附子の増量をした方が良いのですね。また、附子を含んでいない漢方薬でも附子を加えて効果が増強することは当然にあります。当帰芍薬散㉓、五苓散⑰などがそうです。

コメント

　附子の副作用（ドキドキ、ムカムカ、舌のしびれ、下痢など）は若年者で出現しやすく、高齢者になるほど出現しにくいと考えられています。附子剤は熱薬ですから高齢者向きであると理解してもいいですね。附子を増量する時は4週間毎に1日量1g毎に増量すれば安全です。1日量で6gぐらいまでは通常問題なしです。突然に増量する方が効果的ですが、処方する医師が、附子の扱いに慣れるまではボツボツと増量していきましょう。安全第一で。

モダン・カンポウ　効果増強の鉄則　6

内服量を減らして有効なことがある、高齢者や慢性の下痢などで

　カンポウでは内服量を減らした方が有効となることがあります。西洋薬剤に抵抗性の慢性下痢に対して真武湯㉚を処方する時に経験します。また、高齢者では真武湯㉚に限らず内服量を減らさないと効果が出現しなかったり、内服量を減らした方が効果が増すことがあります。そんなこともあるのだと日頃から理解しておくことが大切です。カンポウを多数処方するようになると経験することです。

例　外

　内服量を増加して効果が増すことを用量依存性といいます。西洋薬では当たり前のことで、副作用が生じる前に、かつ安全域を見込んで、有効な量を決めています。西洋剤は有効成分が単一ですので、効果に関しては当然のように用量依存性となるのですね。むしろ臨床試験で用量依存性がないと、薬剤としては行政から認可されません。単一成分ですから副作用が生じるまでは、効果が増強するはずなのです。

コメント

　カンポウは生薬の足し算の結晶です。ある症状に直接有効な生薬も、また実は反対の作用に働く別の生薬も含まれているのです。そんなある生薬の暴走を抑えるために別の生薬が含まれていることもカンポウの魅力です。そんな時に用量依存性に反する効果で現れるのではと僕は思ってます。また、高齢者では内服量を少々控えめにした方が有効なことがあります。補中益気湯㊶や十全大補湯㊽などの参耆剤で控えめが有効ということも経験します。

モダン・カンポウ　効果増強の鉄則　7

生薬のバランスの変更、エキス剤でも結構できる

温清飲(57)は黄連解毒湯⑮＋四物湯(71)です。冷やす漢方薬である黄連解毒湯⑮と血虚に有効な温める効果がある四物湯(71)を合わせたものです。不思議なカンポウです。こんな時は、そのバランスを変更するとさらに有効となることもあります。温清飲(57)に、黄連解毒湯⑮または四物湯(71)のエキスを微妙に加えることで可能となります。また、黄連解毒湯⑮エキスと四物湯(71)エキスを分量を変えて合わせて処方してもバランスの変化は誘導可能です。

POINT

極端な例は、温清飲(57)から四物湯(71)を抜いた黄連解毒湯⑮ですね。「フローチャート漢方薬治療」では湿疹やアトピーの第一選択は十味敗毒湯⑥で、第二選択が温清飲(57)です。ところが湿疹やアトピーの痒みをまず楽にしてほしいという時は、黄連解毒湯⑮が有効なことが多いですね。極端なバランス変化ですが、黄連解毒湯⑮：四物湯(71)＝10：0ということです。そこまでいかなくてもいろいろな変化を試すことも楽しいですね。

コメント

また温清飲(57)を含む保険適応漢方エキス剤は荊芥連翹湯(50)と柴胡清肝湯(80)です。荊芥連翹湯(50)も柴胡清肝湯(80)も体質改善効果が強くたくさんの構成生薬から成り立ちますが、そのなかの温清飲(57)の量を増やすことも可能ですね。荊芥連翹湯(50)＋温清飲(57)、柴胡清肝湯(80)＋温清飲(57)として処方するということです。また、荊芥連翹湯(50)や柴胡清肝湯(80)の黄連解毒湯⑮または四物湯(71)のみの増量という手もありますね。

モダン・カンポウ　効果増強の鉄則　8

全体処方と部位別処方の併用

現代西洋医学で治らない湿疹の漢方薬は、「フローチャート漢方薬治療」では、十味敗毒湯⑥、温清飲(57)、消風散㉒、荊芥連翹湯㊿と並んでいます。また、慢性湿疹は部位をキーワードにした処方が可能で、頭がメインの湿疹やアトピーには治頭瘡一方(59)、陰部の湿疹には竜胆瀉肝湯(76)、ニキビには清上防風湯(58)、手の湿疹や手荒れには桂枝茯苓丸加薏苡仁(125)や温経湯(106)です。さらに、無効例には十味敗毒湯⑥、温清飲(57)、消風散㉒、荊芥連翹湯㊿と上記を併用する方法もありです。

POINT

カンポウは足し合わせると効果がなくなることがあるかもしれない、効果が減弱するかもしれないと頭の隅に置きながら、漢方薬治療が無効な時にはやむなく併用をします。生薬が当然増える結果になりますので、生薬数が少ないカンポウがもつ切れ味の良さはなくなりますが、少しでも好転すれば気長に処方を継続しましょう。いろいろな知恵を絞って、治すしかないですからね。

コメント

また、参耆剤や人参剤で気力や体力をつけながら、湿疹に対するカンポウを併用する方法も選択されます。参耆剤である補中益気湯㊶だけで湿疹が治ることも経験します。体全体を治す、体を元気にするカンポウで湿疹などが治ることがあるということです。つまり現代西洋医学で治らない湿疹では、体質改善的なカンポウの併用も当然考慮されるべきです。

モダン・カンポウ 効果増強の鉄則 9
皮膚疾患では特に便秘の解消を！
大黄には駆瘀血効果もある

　カンポウを有効に効かせるためにはカンポウで便秘を解消することが大切です。特に皮膚疾患では便秘は禁物で、不自由がない程度の下痢にすることがよいと言われています。煎じ薬では大黄を加えることで簡単に便通のコントロールができます。エキス剤では麻子仁丸⑫⑥または潤腸湯㊶を就寝前に内服して便通を整えます。たかが便秘ですが、されど便秘です。まず便通のコントロールが大切です。

POINT

　では西洋薬で便通を改善する方法でもよいのでしょうか。できればカンポウでの便通改善がベストと思っていますが、患者さんが西洋剤の下剤を愛用している場合、無理にカンポウの下剤に変更することはないと思っています。カンポウは腸内細菌の働きで変換されて体内に吸収されます。ですから、便通を整えることが大切であるということが腑に落ちます。そうであれば、西洋薬の下剤でも効果は同じはずです。

コメント

　生薬で下剤効果を持つ代表はなんといっても大黄です。この大黄はとても魅力的で不思議な薬で、下剤の効果の他、鎮静効果、抗炎症効果、そして駆瘀血効果があります。つまり大黄を含む下剤は実は駆瘀血剤でもあり、抗炎症剤でもあるのですね。そうすると西洋医学的な下剤を使用するよりも、せっかくですからカンポウの下剤で便通を整えた方が、より効果的と考えています。

モダン・カンポウ　効果増強の鉄則　10
下痢の真武湯㉚は熱服で、アツアツで飲む

　漢方エキス剤は高級インスタントコーヒーのようなものと患者さんに説明しています。お湯に溶かすと、または水に入れて電子レンジでチンすると焙煎コーヒーに近くなるという意味です。お湯で飲むことを温服といいます。お茶の熱さぐらいです。一方で熱服というのはアツアツで飲むことで、下痢に対して真武湯㉚を内服する時は熱服がなんといっても効果的だと言われています。舌がやけどするような熱いお湯でフーフーしながら飲むということです。

例　外

　カンポウは通常温服を勧めるのですが、忙しい人には難しいですね。粉のまま水で飲んでも結構効きますので、特別に内服方法を説明しないこともあります。ところが、効きが悪い、または効きをよくしたいという時は、こんな内服方法に気を配ることも大切です。また、冷やして飲んだ方が良い漢方薬は、つわりに対しての小半夏加茯苓湯㉑、鼻血に対する黄連解毒湯⑮と言われています。

コメント

　熱服と温服にどれほどの違いがあるかは科学的にはよくわかりません。しかし、多くの医師が実際に、特に慢性の下痢に対する真武湯㉚では温服では無効で、熱服では有効である例を経験しています。慢性下痢は長く患う疾患ですから、患者さん自身がどんな飲み方で、さんざん苦労した下痢が止まったかを知っていますね。そんな経験知は大切と思っています。

モダン・カンポウ　効果増強の鉄則　11

生のショウガを加える

　大塚敬節先生は、呉茱萸湯㉛や小半夏加茯苓湯㉑の生姜は、八百屋のショウガを入れるように患者さんに指導していました。分量は1日量が親指の頭大だそうですが、だいたいの目安です。エキス剤でもこれを応用すると効力が増すと思われています。生姜湯も簡単に手に入りますので、生姜湯にエキス剤を溶かしても良いと説明しています。

例　外

　呉茱萸湯㉛や小半夏加茯苓湯㉑の他、葛根湯①や半夏厚朴湯⑯にもショウガをすり下ろして入れると効果的です。最初からそれを勧める必要はありませんが、処方の効きがいまひとつと思う時には試す価値ありですね。エキス剤ではお湯に溶かして、しっかり温めて、そこにショウガをすり下ろして入れれば良いのです。ショウガのバランスが崩れるのですが、有効性は減弱するよりも、効力が増強すると考えられています。

コメント

　生姜といっても取れたてのショウガではありません。生のショウガを自然乾燥させたものが漢方生薬の生姜です。そして湯通しして乾燥させたものが乾姜です。ですから、生姜を含む漢方薬ではスーパーで売っているショウガをすり下ろしてみる方法は効力増強に有効な可能性があります。スーパーで売っている生姜は取れたてのものではなく、通常はしばらく放置したものでいわゆる生姜です。

モダン・カンポウ　効果増強の鉄則　12

ゆっくりと少しでも実証になるように、補う治療を気長に時間をかけて

カンポウの効きがイマイチだという時に、気力体力をつけるカンポウを併用するとよいことがあります。参耆剤(じんぎ)や人参剤(にんじん)、建中湯(けんちゅうとう)類などを用いる方法です。気長な作戦です。体質改善の戦略で少しでも実証にしようということです。虚証過ぎる体質からの脱却です。長く飲む必要があります。本人が元気になることを体感できるカンポウを１年以上処方して、それから他のカンポウに変更します。

POINT

補うという考え方は、つい最近まで西洋医学にはありませんでした。今でも希薄だと思います。こんな気長な戦略は漢方的で、西洋医学の補完医療には最適ですね。参耆剤(じんぎ)は十全大補湯(じゅうぜんたいほとう)㊽、大防風湯(だいぼうふうとう)(97)、人参養栄湯(にんじんようえいとう)(108)、補中益気湯(ほちゅうえっきとう)㊶、加味帰脾湯(かみきひとう)(137)、帰脾湯(きひとう)(65)、半夏白朮天麻湯(はんげびゃくじゅつてんまとう)㊲、清心蓮子飲(せいしんれんしいん)(111)、清暑益気湯(せいしょえっきとう)(136)、当帰湯(とうきとう)(102)などです。人参剤(にんじん)は六君子湯(りっくんしとう)㊸、四君子湯(しくんしとう)(75)などが代表です。

コメント

虚弱な人や子どもでは特に、小建中湯(しょうけんちゅうとう)(99)を代表とする建中湯(けんちゅうとう)類が使用されます。大人に使用することもあります。小建中湯(しょうけんちゅうとう)(99)に黄耆(おうぎ)や当帰(とうき)を加えた黄耆建中湯(おうぎけんちゅうとう)(98)や当帰建中湯(とうきけんちゅうとう)(123)なども建中湯(けんちゅうとう)類です。人参剤(にんじん)の代表のような六君子湯(りっくんしとう)㊸も気長に飲むことに適しています。人参(にんじん)と黄耆(おうぎ)を含む参耆剤(じんぎ)は気力体力を増す薬です。いろいろと試して、元気が出るものを選びましょう。

モダン・カンポウ　効果増強の鉄則　13
母子同服（子どもの気が高ぶるのは、母親の気の高揚が伝わるから）

　抑肝散㊹が記載してある昔の本には、母子同服ということが書いてあります。子どもの気が高ぶった状態に抑肝散㊹は有効なのですが、抑肝散㊹を母親にも飲ませようという考え方です。母親の気の高ぶりが子どもにも伝染すると考えたのでしょう。今の世の中でも、むしろ今こそ必要な考え方かもしれません。そんな効果増強の方法もありですね。

POINT
　僕の外来でも、子どもがこの歳になっても親が一緒に来るかと思うような親子がいます。そんな親子に限って、こちらの質問に答えるのは母親ですね。どんな生活を自宅で送っているのだろうと思い巡らせます。僕は母子同服はしていません。むしろ、そっと子ども本人に、「今度は1人で来て良いよ」と耳打ちしておしまいです。1人で再診に来ると、もちろん困った訴えはあるのでしょうが、むしろ晴れ晴れしていることが少なくないですね。

コメント
　家族が一緒に来ているかは通常は尋ねます。そしてせっかくですから、一緒に来ていれば、診察室に入ってもらいます。当方も家族のことを知りたいですし、患者サイドもどんな医師か知りたいですね。家族が患者さんのことを案じるのは当たり前のことです。それが度が過ぎると、たぶん患者さん自身が重荷ですし、そんな家庭環境が病気の根源ではと思ってしまいます。「親が子離れすれば解決するのに」と思うこともあります。

第7章

モダン・カンポウ
思いつかない時の鉄則

モダン・カンポウ　思いつかない時の鉄則　1

治せるものから治してみよう

　カンポウは生薬の足し算の結晶です。体全体を治そうとした叡智の結果です。ですから、カンポウではいろいろな症状が治ることを経験します。乱暴な言い方をすれば、すべての症状が治る可能性があるともいえます。ですから、患者さんの主症状を治す方法が思いつかないときは、他の訴えを聞き出して、そちらから治すという方法が成り立ちます。治せるものから治していこうという姿勢です。こんなことができるのもカンポウの魅力です。

例 外
　構成生薬数が少ないカンポウは切れ味は良いが、漫然と続けていると効かなくなることがあるといわれています。また構成生薬数が多いカンポウはすぐに効くことは少ないが、体質改善効果を期待できるともいわれています。大黄を含むカンポウは今では下剤として利用されますが、大黄には静菌作用や、駆瘀血作用、向精神作用などもあり、下剤として単純には片付けられない魅力を秘めています。そして大黄甘草湯㊴が駆瘀血剤として分類されることもあります。

コメント
　フローチャート的な考え方で処方をすることが最初は簡単で、そして結構当たります。問題点は患者さんがいろいろな症状を訴えるときです。それぞれの症状に、フローチャート的にカンポウが対応しますので、すべてを飲んでもらうと相当量となってしまいます。そんな時には、一番困っている訴えを聞いて、それから治す方法がよいと思っています。そして他の訴えが治ることも経験します。また治せるものから治すという方法ももちろんありですね。

モダン・カンポウ　思いつかない時の鉄則　2

腹診で処方のヒントが得られる

　敢えて漢方的腹部診察（腹診）は行わなくて良いということがモダン・カンポウのスタンスです。しかし、処方に悩めば、ぜひ腹診をやってみましょう。腹診から処方のヒントが得られることがあります。いざ腹診を、といってもすぐにできるものではありません。そこで、こんな時のために、日頃から時間があれば患者さんの腹部を触りましょう。とくに良くなった人のお腹の所見の変化を観察することはとても役に立ちます。

POINT

　では腹診はどの程度大切なのでしょうか。腹診から得られる所見は絶対なのでしょうか。少なくとも大塚敬節先生の著書のなかでご自身の経験から腹診を盲信してはいけないと戒めています。大塚先生の腹部にはいつも右に胸脇苦満がありましたが、それに囚われずに、つまり柴胡剤を用いずに他の処方を自分自身に処方して症状が軽快したと書いてあります。あくまでも腹診は処方選択のヒントです。

コメント

　漢方の特徴的な腹部診察（腹診）の所見は、実は本によって異なっています。腹診が恒常的にいつも同じ結果をもたらすのであれば、本による変化はあまり多くないものと思います。それが実は、結構違うのですね。また、腹診の方法も、圧迫の強さなども人によってまちまちです。だからといって腹診が無用というのではありませんが、それほどアナログの世界だということです。あくまでもいいとこ取りをすればよいのです。

モダン・カンポウ 思いつかない時の鉄則 3
ともかく困ったときには
柴胡桂枝湯⑩

　漢方診療はその場でわかる診察しかできません。そして処方を決定します。現代西洋医学のように、今日は検査をしましょう。そして後日、その検査を踏まえて治療方法や処方を決定しましょうという作戦が取れません。その場で処方できることが建前ですね。でも処方が決定できない時はどうするのでしょう。現代西洋医学の補完医療として、現代西洋医学で改善できないような経過の長い病気に対しては、最終手段は柴胡桂枝湯⑩の投与です。

POINT

　柴胡桂枝湯⑩を2〜4週間投与して、その間に最適な処方を探しましょう。そして、再診時に用意した処方を出そうとすると、患者さんから「この前もらった処方は少々良い気がする。もう少しほしい」と言われることが結構あります。それほど幅広く使用できる薬が柴胡桂枝湯⑩です。大塚先生の4大処方の1つでもあります（他は、大柴胡湯⑧、半夏瀉心湯⑭、八味地黄丸⑦）。

コメント

　柴胡桂枝湯⑩は小柴胡湯⑨＋桂枝湯㊺です。小柴胡湯⑨は急性期（太陽病期）を過ぎた段階（少陽病期）での最重要、頻用処方です。一方で桂枝湯㊺は太陽病期の基本処方で、虚弱者向けの万能薬です。そんな2つの組み合わせがいろいろな訴えに、いろいろな人に役に立つのですね。当たり前といえば当たり前に思えますが、使用するとその有用性を実感します。心身症のように感じる時にもまた有効です。

モダン・カンポウ　思いつかない時の鉄則　4

疲れ・食欲不振・心身症というキーワードに着目して処方を

　カンポウは生薬の足し算の叡智です。ピンポイントで病気を治せない反面、体全体を治して、そのついでに主症状も治そうといった立ち位置です。ですから、体のどこかをよくするとついでに主症状が治るということを経験します。疲れというキーワードからは補中益気湯㊹、食欲不振というキーワードから六君子湯㊸、心身症というキーワードから柴胡桂枝湯⑩を処方してみましょう。

例　外

　西洋医学はピンポイントでサイエンティフィックで論理的です。ですから治せるものしか治らないという当たり前の結果しか起こりません。胃痛をH2ブロッカーで治せば、ただそれだけですね。ところが半夏瀉心湯⑭で胃痛を治療すると他の症状や訴えが改善します。昔は全体を治すことしか方法がありませんでしたから、当然と言えば当然の帰結です。漢方薬はむしろサイエンティフィックでないからこそ味があるのですね。

コメント

　処方が思いつかない時は、患者さんに自分の言葉で話してもらいます。数分も話してもらえば十分です。そのなかで、キーワードを探すのです。疲れると言わないか、食欲がないと訴えないか、または言葉から心身症っぽいなと感じないかなどです。そんな類のことを言えばしめたもの、補中益気湯㊹、六君子湯㊸、柴胡桂枝湯⑩を処方してみましょう。結構効きますよ。副症状を治すことで主症状がだんだんと軽快することを経験すると楽しいですよ。補中益気湯㊹の別名は医王湯です。

モダン・カンポウ　思いつかない時の鉄則　5

ベストマッチ、柴胡剤＋駆瘀血剤

体格からオートマチックに処方します。弱々しければどんな訴えにも、小柴胡湯⑨＋当帰芍薬散㉓、がっちりタイプには大柴胡湯⑧＋桂枝茯苓丸㉕です。柴胡剤と駆瘀血剤の組み合わせで、ベストマッチの１つですね。慢性期の症状であれば、どんな訴えにもこれでまず対処する方法もありということです。体全体を治す可能性があるカンポウだからできる芸当ですね。

POINT

柴胡剤＋駆瘀血剤の組み合わせということで柴胡剤としては小柴胡湯⑨や大柴胡湯⑧の他、柴胡加竜骨牡蛎湯⑫、四逆散㉟、柴胡桂枝湯⑩、柴胡桂枝乾姜湯⑪なども使用可能です。駆瘀血剤としては当帰芍薬散㉓や桂枝茯苓丸㉕の他、桃核承気湯(61)、通導散(105)、大黄牡丹皮湯㉝、温経湯(106)なども使用可能ですね。

コメント

小柴胡湯⑨合当帰芍薬散㉓、大柴胡湯⑧合桂枝茯苓丸㉕は大塚敬節先生の師匠である湯本求真先生が愛用した処方です。湯本先生は「瘀血は隠れている」と言ったそうで、そうするとどんな症状にも駆瘀血剤を使用可能ということになります。「そんな馬鹿な」と否定するよりも、処方選択の方便として受け入れれば良いことです。まず、駆瘀血剤を使って、その後の体の変化で漢方薬を変更したとも言われています。

第8章

モダン・カンポウ
効かない時の鉄則

モダン・カンポウ 効かない時の鉄則 1

虚実を間違えていないか疑おう、思い込みは禁物、試してみればいい

　虚証と実証はもっとも頻出する漢方用語です。つまり重要だということですね。実証虚証の概念や定義は、アナログの漢方の世界ではいろいろです。この本のシリーズでは、虚実は消化機能で、それは筋肉量に比例すると、あまりにも簡単に定義しています。さて、漢方薬が効かない時はこの虚実を間違えていないかと昔から言われています。虚証と思い込んで、虚証の薬だけを飲ませていたということはありませんか、ということです。

POINT

　どう考えても虚証と思う人がいます。そんな人も麻黄（まおう）が飲めるかもしれない。つまり実証かもしれないと疑いなさいというメッセージです。虚証と思う人に実証向けの漢方薬を処方する時は注意が必要です。麻黄（まおう）や大黄（だいおう）があれば、不快な作用が起こりかねないからです。十分に説明して処方しましょう。同じく実証の人で、麻黄剤などが問題なく飲めても、良くならない時は補う治療を選ぶことも1つの選択肢ということです。

コメント

　漢方理論はいろいろな処方からより確率が高いと思われるカンポウに辿り着く知恵ですね。もちろん役に立ちます。しかし、上手くいかない時は、それにこだわらずに自由に漢方薬を処方することも必要ですね。試して効かないという情報は、また次の処方を選ぶ参考になりますね。カンポウのカルテで一番大切なものは、処方歴だと思っています。

モダン・カンポウ　効かない時の鉄則　2
気の巡りが良さそうに見えても香蘇散㊆や半夏厚朴湯⑯を試そう

　香蘇散㊆や半夏厚朴湯⑯は気の巡りをよくするカンポウです。気うつに有効と言ってもよいですが、難しく考えずになんとなく気持ちの問題がかかわっているなと感じる時に処方してみると結構著効します。また、まったく気持ちの問題とは無関係と思われるような時でも、処方に困れば香蘇散㊆や半夏厚朴湯⑯が効くことがあります。そんな知恵があるのですね。

POINT

　気うつの漢方薬と決めつけずに、ともかく困った時には処方しようというスタンスで使用しましょう。結構有効なことがあります。気血水の定義から入ると、また仮想病理概念の羅列から入ると、それだけで嫌になることがあります。ともかく処方選択の方便としてどんどんと処方しましょう。それぐらい現代医療で困っている時に処方すると、幅広く有効性を体感できるカンポウです。

コメント

　香蘇散㊆はまず自分で飲んでみましょう。本当においしいですよ。香蘇散㊆には食物アレルギーにかかわる生薬もなく、香蘇散㊆が飲めなければ漢方薬は飲めないと言ってもよいぐらいおいしいです。そして、風邪にも有効で、気も晴れて、そして何でも効く可能性があって、素晴らしい薬剤と思っています。言い過ぎかもしれませんが、誰にでも香蘇散㊆と思っています。

モダン・カンポウ　効かない時の鉄則　3

虚証の葛根湯①ともいわれる、真武湯㉚を試そう

真武湯㉚は附子、茯苓、蒼朮、芍薬、生姜の5種類の生薬からなるカンポウです。附子は温める生薬で、お年寄りや冷え症の方にとってのありがたい生薬です。真武湯㉚は陰証の葛根湯①と呼ばれるほど使用頻度が高く、かつ広範囲に有効です。ですから、お年寄りや冷え症の人で処方に困れば、ともかく真武湯㉚を処方して経過をみるという選択肢が成り立つのです。

POINT

保険適応漢方エキス剤で附子を含むものは、真武湯㉚の他、八味地黄丸⑦、牛車腎気丸(107)、桂枝加朮附湯⑱、麻黄附子細辛湯(127)、大防風湯(97)などがあります。どれもお年寄りや冷え症タイプの人用ですが、やはり茯苓や蒼朮といった利水剤を含む真武湯㉚は便利で使いやすいです。附子は単独でエキス剤としても使用可能です。附子の増量は簡単に可能です。

コメント

真武湯㉚はめまい、下痢などに有効ですが、大塚先生の著作集によれば、戦後の都会の人はほとんどが、虫垂炎までもが、真武湯㉚で治ったと書いてあります。ですから、西洋医学的に困っている人に、そして処方が思いつかなくて、冷え症タイプ、虚弱タイプ、中年以降であれば、ともかく使用してみるという作戦が成り立つのです。

モダン・カンポウ　効かない時の鉄則　4
「怪病は水の変」
わからない訴えは水毒を疑おう

　処方が思いつかない、処方が当たらない時に、昔の人は「怪病は水の変」と言いました。怪しい病気は気血水理論の水の異常を考えなさいという教えです。水の異常は水毒だけです。水毒を是正するカンポウの代表は五苓散⑰ですので、まず困ったら五苓散⑰を処方してみては，という知恵ですね。経過が長い時は小柴胡湯⑨と五苓散⑰を一緒にした柴苓湯⑭でもよいですね。

例　外
　水の変ということは水毒の異常を考えろということで五苓散⑰以外も考慮すべきですね。水毒を治す薬は、尿量を増す利水剤、尿量は増やさないが体の水のアンバランスを是正する駆水剤、咳や痰を改善する薬と考えると処方選択の参考になりますね。いろいろなカンポウが実は水毒を治す作用を持っています。

コメント
　いろいろな教科書を見ると水毒という項目にたくさんの症状や訴えが列挙されています。こんな症状も水毒かと思うことがありますね。そんな時は、こんな症状も水毒を是正する薬で改善する可能性があるのだと考えると腑に落ちますね。漢方理論は処方選択の方便です。処方選択のためにあると割り切って考えることが大切で、重要です。

モダン・カンポウ　効かない時の鉄則　5
脈を真剣に診てみよう、どう見ても実証だが虚証かもしれない

　どう考えても実証のようながっちりタイプの人で、いろいろな訴えがあって、通常のカンポウが無効な時に、虚証用のカンポウ、例えば、補中益気湯㊶や十全大補湯㊽、六君子湯㊸などが有効なことがあります。こんな時は脈を注意して診ましょう。実証の脈は太く良く触れます。一方虚証の脈は弱々しくて、しっかりは触れません。漢方的な難しい脈の診断ではなく、脈がしっかりしていれば実証、弱々しければ虚証という程度の診察も結構役に立ちます。

POINT
　漢方の教科書を読むとたくさんの脈の状態が記載されています。モダン・カンポウの立場は脈を敢えて診なくて良いというものですが、座った状態でも脈は簡単に触れますので、全員の脈を診た方が良いと思います。見た目の実証・虚証と脈のがっちり、弱々しいが一致しない時がありますね。そんな時、とくに実証のように見えても脈が弱々しい時、そして今までカンポウの治療が無効な時は、虚証用のカンポウを試してみましょう。

コメント
　脈を鍼灸の先生のように診れるようになる必要はないと思っています。脈は通常急性期の病気に対して処方選択に用いられます。麻黄湯㉗であれば皮膚からすぐ触って、そして強い（浮緊）、桂枝湯㊺であれば皮膚からすぐ触るが弱々しい（浮弱）となります。そんな昔の知恵です。慢性期では虚実の判定に結構使えると思っています。

モダン・カンポウ　効かない時の鉄則　6

最初の処方に戻ってみよう、最初の処方が効くことがある

　いろいろとカンポウを試しても効かない時があります。そんな時の1つの方法は最初の処方に戻ることです。最初の処方が後から効くことが実はあるのですね。いままでに処方されたカンポウで体質が変わり、そして最初の処方が有効になったと考えることもできます。また、最初の処方は効いていたのに、あまり実感がなかったからとも説明できます。ともかく、いくつか試して、困った時は最初の処方に戻るという選択肢も有効なことがあるということです。

POINT

　最初の処方の投与期間が短かったかもしれません。もう少し長く処方しましょう。患者さんも投薬する医師も、最初に抱いた印象よりは手強い病態だと認識しているでしょう。少々の変化もしっかりと感じることが大切です。そして、改善傾向にあれば、気長に続行すると、やがて治ることは結構経験しますね。初心にかえることが新しい発見にもつながるということです。有効なカンポウを見落とすことはもったいないですからね。

コメント

　他院でカンポウを処方されてから、病気が治らないので来院するケースもあります。また過去にそのカンポウは飲んだが無効だったと患者さんが訴えるケースもあります。時期が異なれば、病気も患者さんも異なります。ある程度はいままで飲んだカンポウとその効果は参考になりますが、頭からそれを信じ込んで、そのカンポウを選択肢から全く外してしまうことはもったいないですね。

モダン・カンポウ　効かない時の鉄則　7

駆瘀血剤でひとゆすり、その後の漢方薬がより有効に

いろいろとカンポウを試しても効かない時があります。そんな時の１つの方法は駆瘀血剤をしばらく投薬することです。そんなことをして最初の処方に戻ると最初は無効であった処方が有効となることがあります。古血の溜まり（瘀血）の典型的所見である臍の脇の圧痛がなくても良いのです。ともかく、体を動かすために瘀血を治す薬である駆瘀血剤を投与します。実証用の駆瘀血剤は桃核承気湯(61)、大黄牡丹皮湯㉝、桂枝茯苓丸㉕、通導散(105)などです。

POINT

どんな症状や訴えにもまず駆瘀血剤を 1～2 週間投与する方法も有効と言われています。その後に症状にあったカンポウを投薬するのですね。ともかく実証であれば大柴胡湯⑧＋桂枝茯苓丸㉕、虚証であれば小柴胡湯⑨＋当帰芍薬散㉓という処方も使用可能です。駆瘀血剤は実はいろいろな働きがあるのだろうと思っています。大黄にも駆瘀血効果があります。つまりカンポウで便秘を治すことも同じ意図かもしれませね。

コメント

実証用の駆瘀血剤には大黄、牡丹皮、紅花、桃仁などの生薬が含まれています。虚証用の駆瘀血剤は当帰芍薬散㉓が有名で大切ですね。他には温経湯(106)、当帰四逆加呉茱萸生姜湯㊳などが当てはまります。加味逍遙散㉔や当帰建中湯(123)を駆瘀血剤と考えることもできます。当帰を含んで、かつ地黄を含まないものが虚証用の駆瘀血剤と考えればわかりやすいです。

モダン・カンポウ　効かない時の鉄則　8

当たり前だが病は気から、気分を変えてみる（移精変気(いせいへんき)）

　気持ちの持ちようで病気や訴えが改善できるというもので、当たり前と言えば当たり前。多くの方も経験があるのではと思います。西洋薬や漢方薬だけに頼るのではなく、西洋薬や漢方薬は１つの手段と考えて、気の持ちようも大切だということです。患者さんを励ますことも、同情することも、ある時には叱ることも大切な治療の１つということです。外来診療でぜひ、みなさんなりの立場で使ってみて下さい。

POINT

　皇后陛下難産の話（詳細は本当に明日から使える漢方薬　７時間速習入門コース　参照）：昭和天皇の皇后陛下の第３回目のご出産時は難産で、田口健二郎先生が呼ばれました。先生は陛下に、「お産はまだか、できればもう１人女の子がほしいものだ」と大きな声でおっしゃるように伝えたそうです。女の子ばかりが続いて悩んでいると、生まれないとの配慮でした。天皇陛下の一声で、無事に出産を終えたそうです。

コメント

　患者さんが時々「先生、もう死にたいよ」と話すことがあります。そんな時に僕は「じゃぁ、死にますか」と言うことがあります。愛情を持って言うんですね。患者さんはびっくりします。その後に「死ぬまで、頑張ろうね。カンポウで応援するよ」と付け加えます。無礼にも思える言葉ですが、患者さんは、笑顔で「じゃぁ、死ぬまで頑張るよ、先生頼むよ」と言って、診察が終了です。そんな外来を僕は楽しくリラックスしながらやっています。

第9章

モダン・カンポウ
更なる勉強のヒント

モダン・カンポウ　更なる勉強のヒント　1
漢方のアナログ感に慣れること、現代医学は特にデジタル化している

　現代西洋医学は150年間でものすごい進歩を遂げました。検査や診断装置の進歩も素晴らしいです。それらはデジタル的に結果を叩き出します。ガイドラインもできる限りデジタル的な判断で対処できるようになっています。それが、医療を標準化し、誰でも平均以上の医療を提供できるようになる方法だからです。一方で漢方は昔の知恵でアナログです。重量が唯一デジタル的ですが、時計も温度計もありません。そんなアナログ感覚に慣れることが大切です。

例　外

　現代西洋医学でも精神科や心療内科領域はまだまだアナログではないかと思っています。アナログはアナログで慣れると使いやすいのですね。数値化されていないのでデジタル万能の世界で育った我々にはちょっと違和感があるだけです。アナログ的に診断し、アナログ的に処方することを楽しみましょう。西洋医学の補完医療としてのモダン・カンポウです。

コメント

　デジタル的感覚では、ある境界を超えれば病気、境界以内であれば正常です。疑い領域を設けることもできますが、それでも正常範囲であれば正常となります。本当に正常範囲に入れば全てが正常なのでしょうか。漢方はアナログですので、そんな心配は不要です。患者さんが調子が悪いと言えばそれで病気になります。ハッキリした病の手前の段階（未病）で介入できることもカンポウの魅力の1つですね。

モダン・カンポウ　更なる勉強のヒント　2
漢方はコンセンサスガイドラインの集積と叡智の結晶

　医療のガイドラインにはコンセンサスガイドラインとエビデンスに基づくガイドライン（EBM ガイドライン）があります。カンポウは過去の経験に基づいた知恵の集積ですのでコンセンサスガイドラインです。コンセンサスガイドラインとは、大御所の先生のご意見ということです。経験に基づく漢方処方ではこれが拠り所です。もちろん多くの場合にそれは正しいのですが、まれに間違うこともあるのですね。

POINT

　僕が研修医の頃、乳癌の治療は、どんな小さな乳癌に対しても乳腺を全部取り、大胸筋も切除していました。それが大御所の外科医の先生方のご意見で、治療成績も悪くなかったからです。学会会場などで、大胸筋を残す手術などを発表すると、大御所の先生方に「癌を残す可能性ある手術など論外」と罵倒されていました。ところがランダム化試験を行うと、乳房を残す手術と、従来型の手術に治療成績の差はなかったのですね。

コメント

　ではカンポウに EBM ガイドラインは必要なのでしょうか。僕はそう思いません。少なくとも健康保険の適応である漢方エキス剤では、重篤な副作用はまれで、費用も安いのです。西洋医学的治療で困っている患者さんに、補完医療としてカンポウを使用するのであれば、コンセンサスガイドラインのレベルで十分と思います。多少の間違いはあるかもしれないと思って、患者さんを治すために使用すればいいということです。

モダン・カンポウ　更なる勉強のヒント　3
コンセンサスガイドラインには誤りもある

　EBMの素晴らしさは、どんな若い先生でも、大御所の意見に楯を突けることです。デジタルで証拠が出ますので、大御所も抗えません。ところがアナログの世界のコンセンサスでの話はよほど間違っていない限りは、どれも正しいのです。ですから、多数の意見が並立し、矛盾しているように映ります。カンポウの世界では特別に的外れでなければ、どれもオーケーということです。そんなアナログ感を理解しながら、いいとこ取りをすることが上達の近道です。

POINT
　カンポウの世界を最初から全て理解しようと思うと前に進まなくなります。できれば幹を作って、つまり1人の先生の考え方を勉強して、それから広く他の先生方の意見を参考にするのがわかりやすく近道です。そして自分によりしっくりする理論や考え方があれば、それを頂き、入れ替えればいいだけです。まず幹を作りましょう。つまり自分なりに処方選択に有意義なように自分のカンポウワールドを創り上げることがまず大切です。

コメント
　デジタル感満載の現代医学的考え方の世界で仕事をしていると、カンポウのアナログ感は頼りなく映ります。モダン・カンポウの立ち位置は、西洋医学の補完医療ですので、西洋医学優先です。デジタル手法で上手くいかない時に、アナログの知恵を借りるのは悪くないですね。

モダン・カンポウ　更なる勉強のヒント　4
最初は白紙で、ステップアップでは批判的に

　カンポウを使い始める時は、西洋医学的な批判精神は横に置いてカンポウを使用しましょう。患者さんと一緒に「フローチャート漢方薬治療」を使いながら適切なカンポウを探していく対応がベストです。こんな薬が効くわけがないとか、効くはずがないと頭から否定しないでまず使用するのです。批判的精神はお腹の中にしまいましょう。しかし、ある程度カンポウが効く経験をして、カンポウは悪くないと納得した後は、批判的に漢方を見ることも大切と思っています。

POINT
　カンポウの知恵は症例報告の集大成です。では症例報告は絶対に合っているのでしょうか。それを書いた人を信じるしかないですね。もしかしたら全くの作り話かもしれません。また処方を A、B、C、D、E と変更してやっと E で効いた時に、最初から E を処方したと書く人もいるかもしれませんね。ともかく患者さんに役に立つ情報はどれだろうと思いながら、症例報告を読むと楽しいですね。それが実際の患者に効くことも効かないこともあります。

コメント
　だからこそ、自分で処方してみて有効性を体感することが必要なのですね。先人の知恵を活かすのも殺すのも、現実の患者さんに応用が利くか否かです。沢山の患者さんを自分で診て、効かない患者さんに苦労をしながら適切なカンポウを探すことに意味があります。その過程に昔の症例報告や、昔の知恵、お腹や舌、脈などが役に立つのであれば、ぜひ利用すれば良いことです。患者さんを治したいのですから。

モダン・カンポウ　更なる勉強のヒント　5

漢方薬は江戸時代の寿命延長にはあまり役に立たなかった？

　この意見に半分賛成で半分反対です。まず、18世紀までは東洋、西洋を問わず、医療は未熟で、感染症には太刀打ちできず、公衆衛生という考え方もなく、ワクチンもなく、人々は死をある程度受け入れていたのではと思っています。1861年、ルイ・パスツールが栓をしたフラスコでは肉は腐らないということを発見して、西洋医学の病気の概念であった自然発生説が全てではないとわかりました。200年前までは西洋医学も未熟だったと思っています。

例　外

　漢方が江戸時代に人々の健康管理に絶大な威力を発揮していれば、明治初期に約2万人も漢方医がいたのですから、その漢方医全員に西洋医学を学べということにはならなかったでしょう。近代西洋医学を受け入れ、そしてこの150年間の進歩で我々の平均寿命は30歳前後から80歳前後になったのです。漢方が有効であれば、江戸時代に特段の進歩をしたのであれば、江戸時代の平均寿命がもう少し長くてもいいではないですか。

コメント

　漢方薬は高価ゆえ、日本人全員がその恩恵に預かれなかった。一部のお金持ちだけが、素晴らしい漢方の利益を享受できたとも考えられます。そうであれば、お金に全く困らない将軍家はどうだったのでしょうか。20歳まで成人すれば、江戸時代は庶民も将軍も50歳以上生きる人が結構います。問題は子どもの死亡率ですね。家斉の57人の子女は32人が5歳までに死亡、家慶の29人の子女は4人のみ成人したと言われています。(徳川将軍家十五代のカルテより)

モダン・カンポウ　更なる勉強のヒント　6

打率を上げたくなれば、トラディショナル漢方を勉強しよう

　漢方の名医も、処方に診断させながら、処方を変更しながら、患者さんを治療しています。それは昔の記述を見れば、よくわかります。フローチャート的考え（定石）は当然に持っていたのですね。そのカードを切る順番を経験という知恵で変えるのが楽しいのですね。カンポウは一生勉強です。最初はカンポウの女神様が付いているのか、たくさんの有効例を経験します。ところがその後効かない例を経験します。そんな時にぜひ昔の知恵も勉強して下さい。

POINT

　古典に「○○を主る（つかさどる）」とあれば、ほぼそれで決まりという意味です。「○○に宜し（よろし）」とあれば、それがファーストチョイスです。「○○を与う」とあれば、これを与えて経過を見ようといった意味です。主るを「絶対にこれだ」と説明する書物もありますが、それは危険ですね。絶対にと言えば、一例でも例外を示せばその理論は葬られます。それがサイエンスでしょ。「ほぼそれで決まり」がよいと思っています。

コメント

　カンポウの使い方を理解する方法の1つは、そのカンポウを上手に使っている先生に直接聞くことです。しかし、なかなか直接に意見を伺う機会に恵まれることはありません。ですから、古今東西の書物などを参考にするのですね。自分が使い慣れたカンポウがやっぱり使いやすくなります。当たり前のように思えますが、実際に患者さんに使ってそのフィードバックが一番の財産ということです。

モダン・カンポウ　更なる勉強のヒント　7

古典を読もう、
新しいものから順に古いものに向かって

　古典を読むことはある意味楽しいです。最初から1800年前の「傷寒論」を全部読むのではなく、まずは大塚先生の著作、そして浅田宗伯の「勿誤薬室方函口訣」、尾台榕堂の「類聚方広義」、そして「傷寒論」と「金匱要略」を読めば素晴らしいですね。僕は本をパラパラと見るのも好きです。薄いか厚いかも楽しいですね。「本草綱目」などは数十冊の書物です。「傷寒論」は相当薄いですね。目次だけを見るのも楽しいですね。まずはさらっとページをめくるのが楽しいですよ。

例外

　今の病気と昔の病気は違うでしょう。人間の生活も平均寿命も現代と100年前は相当違います。食卓だって違うでしょう。生薬だって違う可能性があります。全てが当てはまると思って読むのではなく、役立つこともあるんだなと思って読むと結構楽しいです。全て読むのは大変ですので、目次だけを拾って読んでも楽しいですね。自分が楽しめる読み方で少しずつ読み進めることが飽きない秘訣と思っています。

コメント

　解説書で現代西洋医学的病名になっている時は、「○○もどき」と言い換えて読んでいます。診断技術が今と異なる時代の知恵に、今風の病気をそのまま当てはめることは無謀です。全てを理解しようとするのではなく、現代医療の処方選択に有用な知恵を方便と理解して応用しましょう。昔の知恵を、それだけで尊いと思うことはないと感じています。役に立つものが、今も昔も尊いのです。

モダン・カンポウ　更なる勉強のヒント　8
古典を読もう、でも古典は絶対か？
昔からいいとこ取りをしている

　日本漢方のバイブルは「傷寒論」です。広い意味での「傷寒論」は、急性期疾患を扱った狭い意味での「傷寒論」と慢性疾患を扱った「金匱要略」を示しています。約1800年前にできたと言われています。「傷寒論」を特に大切だという人もいれば、「傷寒論」をあまり大切に思っていない人もいます。モダン・カンポウの立ち位置はいいとこ取りです。臨床で困っている時に役立つのであれば何でも使用しましょう。

例 外

　学会などで「傷寒論」に書いてあるのに、なぜそうしないと叱責する漢方医もいます。「傷寒論」は剣道でいう型が書いてある本で、柔軟に使用すればよいと説いています。「傷寒論」の通りにやるのであれば、小柴胡湯⑨は再煎すべきです。一度煮て、アクをとって、再度煎じろと書いてあります。煎じ薬で漢方を使用している医師でも再煎をしている人はほとんどいないでしょう。大柴胡湯⑧、柴胡桂枝乾姜湯⑪などにも再煎と書いてあります。

コメント

　1800年前の生薬の多くは植物です。その植物が1800年前と今とで同じと思うことにも異義ありです。代用品を探しているうちに、代用品が本物になり、また昔の名前の植物が別物になり、長い歴史のなかでいろいろと変化が起こっているはずです。しかし、脈々とカンポウは続いていて、その変化を含めて理解すれば有効なのですね。突然に1800年前の知恵を探り出して利用するのではないです。徐々に変化したことも含めてカンポウの歴史です。

モダン・カンポウ　更なる勉強のヒント　9
せめて自分のカンポウワールドでは整合性を保つように努力しよう

　カンポウはアナログの知恵です。経験知の集積です。サイエンティフィックでデジタルで、ピンポイントで、ロジカルな現代西洋医学では、より正しい理論に集約されていきます。ところがカンポウではいくつもの理論が併存します。よほど間違っていなければ、排除できません。せめて自分のカンポウワールドの中では、整合性を合わせるように努力しましょう。それが自分自身の勉強になり、処方選択の知恵につながります。

POINT
　たくさんの講演会を全国で行い、著書を書き始めると、自分が話していることの相互矛盾にときどき気がつくことがあります。そんなハッとする経験は大切で、せめて自分のカンポウワールドでは整合性がないとサイエンティストの自分は納得できません。松田邦夫先生の講演や外来を土俵にその世界から逸脱することなく、かつ自分の発信していることは、その中で矛盾しないように心がけています。そんな注意を払っても、また新しい矛盾に気がつくこともあります。

コメント
　カンポウは宗教と似ているともお話をします。今時「人を殺しても良い」というような宗教は退場でしょうが、そこそこ問題なければ、いろいろな宗教が世界に併存しています。カンポウの世界も似ていると思います。そんな世界で整合性を保つには、まず自分がわかりやすいカンポウの考え方や解説を手に入れ、そしてより良いものがあれば入れ替える立ち位置がよいと感じています。くれぐれも全てを理解しようと思わないことです。

モダン・カンポウ　更なる勉強のヒント　10

自分のカンポウワールドを築こう、まずミニマム 15 処方から

漢方薬は何千という種類があるとも言われています。それらすべてを網羅して勉強しようと思うと、途方に暮れて勉強意欲が湧きません。西洋医学の補完医療として保険適応漢方エキス剤を使用して対処するというモダン・カンポウの立ち位置では、当然のごとく保険適応エキス剤のみを覚えればいいのです。その範囲で自分のカンポウワールドを作り上げればいいのですね。

POINT

保険適応漢方エキス剤は約 150 種類あります。株式会社ツムラの保険適応漢方エキス剤は 128 種類です。それらすべてを詳細に理解する必要はありません。フローチャートに出てくる漢方薬は処方できればいいのであって、漢方薬の知識を深めるには重要な 15 処方前後をまず理解すればいいと考えています。広くカンポウを理解するためのミニマム 15 処方ということになります。

コメント

麻黄剤として麻黄湯㉗、基本処方としての桂枝湯㊺、柴胡剤では小柴胡湯⑨、人参剤の六君子湯㊸、参耆剤の補中益気湯㊶、血虚に使う四物湯(71)、駆瘀血剤として桂枝茯苓丸㉕と当帰芍薬散㉓、気うつにも有効な加味逍遙散㉔、水毒用の五苓散⑰、附子剤で真武湯㉚、瀉心湯（黄連＋黄芩）で黄連解毒湯⑮、補腎剤としての八味地黄丸⑦、大黄剤では大黄甘草湯(84)、そして芍薬甘草湯(68)で 15 処方です。これらを勉強の切り口に使用すればいいと思います。

モダン・カンポウ　更なる勉強のヒント　11

その人は、その考え方は本物か？
アナログの世界でも整合性は大切！

　カンポウの世界はアナログです。ですからいろいろな理論が並立します。大切なことは、せめて自分のカンポウワールドでは整合性を保ちたいということです。自分のカンポウワールドが破綻している人を僕は本物とは思えません。いくら昔の知識を知っていようと、漢方を使用している年数が長かろうと、なんとなく偽物に映るのです。デジタルの世界が多い現代西洋医学の人々にカンポウファンを増やすためには、この偽物感の追放が大切だろうと思っています。

POINT

　僕の経験から疑問に思ったことです。「傷寒論」は絶対で、バイブルだと説き、「傷寒論」を諳んじる先生がいます。では柴胡加竜骨牡蠣湯⑫を処方するときにオリジナルと同じに鉛丹を入れているのでしょうか。鉛丹は重金属中毒となる可能性があるので今では当然に入れませんね。また、気血水の過不足ですべてが説明できると言い切ると、なぜ気逆、気うつ、気虚と3つあるのか不思議ですね。そして瘀血は血虚の反対ではないですね。

コメント

　「お年寄りの9割に処方Aを使う」と言い切り、また別の時に「お年寄りの9割に処方Bを使う」と言ったのでは整合性が合いませんね。僕も講演で自分が話したことが、自分のカンポウワールドの整合性に合わないとハッとするときがあります。そして修正するのですね。そんなことを参加者から指摘されると勉強になりますね。処方選択の手段として、今後もできる限りカンポウの整合性を合わせるように努力したいと思っています。

モダン・カンポウ　更なる勉強のヒント　12
学生がいくらカンポウを勉強しても上手にならない？

　大塚先生は、「古典を読め。後は患者が教えてくれる。古人は嘘をつく。わしの言ったことでも、そのまま信用することはない。自分でやってみて、納得したら真似してごらん」とおっしゃっています。古典を読めとは勉強しろということだそうです。自分で納得したら使用してごらんという意味ですね。実臨床で使う機会がない学生諸君はカンポウの短所や長所をしっかり理解すればいいのです。つまり実際に使えないので即上達することはないと思っています。

POINT
　しかしカンポウという存在を認識するためにカンポウの授業は必要ですね。その授業で仮想病理概念を羅列されて、それが正しいと実臨床で体感する機会がないので、心底好きになれないし理解できないのではないかと思っています。西洋医学には限界があり、そしてカンポウという補完医療が現代の臨床においても役に立っているということをわかってもらうこと、そしてカンポウを嫌いにならないことが学生には大切と思っています。

コメント
　カンポウの有効性を理解できるのは、やはり実臨床で困っている医師の立場になった時です。ですから臨床医の先生方には学生ではできないこと、つまり実際にカンポウを処方してもらいたいのです。どんどんと西洋医学で満足できない患者にカンポウを使用して、そしてその有効症例や無効症例を経験することがなにより上達の近道です。処方選択の方法として漢方理論を使用することが一番腑に落ちる方法です。

モダン・カンポウ　更なる勉強のヒント　13

いっそ、宗教がかってみたらどう？

　漢方はアナログ的思考満載で、現代のデジタル感覚からは遠く、極端なことをいうと宗教的だと僕は講演でお話をします。しかし、ここでいう宗教的というのは、極端に時代に合わないことは論外だが、そこそこ問題がなければいろいろな理論が併存できることを言うための例えです。漢方はアナログ的思考ですが、患者を治すための治療の経験則（コンセンサスガイドライン）の集大成です。そこを外さないことが大切です。

POINT

　そこそこ大家になると、宗教がかってくる人も少なからずいたそうです。漢方の大家もどきになると、怪しい宗教の教祖様のように、「俺の言っていることはすべて正しい、治らないのは患者が悪い」といったことも起こりえます。それは間違いですね。患者を治すための漢方であって、治せないのであれば自分の力が未熟だと思うことが大切です。大塚先生曰く、「そんな人はみんないなくなった」そうです。

コメント

　漢方を習うことは大切ですが、師匠を盲信することは間違いと常々教えられています。大塚先生も、「故人は嘘をつく、わしの言ったことでも信じることはない」とおっしゃっています。決してご自身は怪しい宗教の大家もどきにはなるおつもりはなかったのだと僕は理解しています。漢方はコンセンサスガイドラインの集大成です。間違いもあります。自分で確かめてこその実用的なコンセンサスガイドラインですね。

第10章

モダン・カンポウ
漢方理論をクリアに

モダン・カンポウ　漢方理論をクリアに　1

漢方理論や腹診は荒唐無稽か

　漢方理論や漢方的腹部診察（腹診）はアナログ感覚満載です。デジタル感覚に慣れ親しんでいるわれわれ西洋医的立場からみると、荒唐無稽に見えるときもあります。根拠がデジタル的に示されないからですね。大切な視点は処方選択の役に立つかどうかです。処方選択のヒントになるのであれば、腹診はできた方がいいでしょうし、漢方理論も知っておいた方がいいでしょう。つまり自分自身の「それは必要だという体感」が大切と思っています。

POINT

　荒唐無稽と思って葬り去るのではなく、まずは白紙の心を持って、腹診や漢方理論を使ってみましょう。処方選択の知恵と割り切って考えるのです。そして実際に腹診や漢方理論が役に立つことを経験すると荒唐無稽とは思えなくなります。むしろ、昔の知恵も結構すばらしいと腑に落ちるのです。是非、疑う前にまず腹診をやってみて、漢方理論を使ってみてください。そんな体感が何より大切です。使ってみて初めてわかります。

コメント

　処方選択の役に立たないような腹診や漢方理論であれば無意味と僕は思っています。漢方理論はアナログ的ですから、世の中に存在するすべての漢方理論を理解することを試みると矛盾の宝庫に映ります。あくまでも処方選択に有益な、そして自分が理解しやすいものを利用すればいいと思っています。まずは患者さんを治すための方便と割り切ってしまうこともありですね。荒唐無稽といって葬り去るにはもったいない知恵です。

モダン・カンポウ　漢方理論をクリアに　2
実証と虚証をできるだけ簡単に、筋肉量と消化機能に比例する

　実証と虚証は漢方で一番よく出現する言葉です。この言葉にも拒否反応がある時は、実証はがっちりタイプ、虚証は弱々しいタイプと言い換えれば、多くの文脈はつながりますし、理解できます。モダン・カンポウでは実証は麻黄が飲めること、虚証は麻黄が飲めないことと、一刀両断に決めています。消化機能が体格に大体比例しているからです。

例　外

　実証、虚証の統一した定義も漢方の世界では難しいのです。デジタルではなくアナログの世界です。よほどの間違った理論は退場ですが、それ以外はどれも並列します。片方が他方の理論を間違っていると論破することもできず、自分が他よりも正しいという結論を導くことも困難だからです。ですから、わかりやすい理論で入門し、よりしっくりくる理論があれば、順次入れ替えれば良いのですね。

コメント

　仮想病理概念から仮想病理概念を導き、仮想の言葉で議論しあうことが、どうも好きになれません。サイエンスの世界から脱しきれない自分がいます。そんな時はできるだけ仮想の概念を排除して理論構築をすることが腑に落ちます。ですから、麻黄が飲める人を実証、飲めない人を虚証とすることは自分的にはとても腑に落ちるのです。それが処方選択にも有益と思っていますから。

モダン・カンポウ 漢方理論をクリアに 3
実証と虚証の臨床応用、相対的なもの、実証は我慢もできる

　実証の別の切り口は我慢できることです。麻黄が飲めて、消化機能が良い状態を暗示するということです。空腹も我慢できます。一食抜いても大丈夫です。急いで食事ができます。便秘でも不快でありません。暑さも寒さも我慢できます。熱いお風呂も大丈夫です。虚証は反対で、一食抜いても元気がなくなり、早食いは苦手、便秘だと不快です。暑さにも寒さにも弱く、お風呂はぬるいのが好きです。確かに、と腑に落ちませんか。

POINT
　実証虚証は固定したものではありません。時間と共に、体調と共に変化します。発熱すれば実証に向かいます。汗をかくと虚証に向かいます。よってインフルエンザなどで高熱を出すと、通常は虚証で麻黄湯㉗など胃に障る人が半日は麻黄湯㉗が飲めるのですね。風邪で汗をかいた後は虚証に向かいます。よって、麻黄湯㉗で発汗した後は、桂麻各半湯に薬力を下げる。同じく麻黄附子細辛湯⑫で発汗した後は、桂枝湯㊺を合方するのです。

コメント
　虚実は相対的なもので、あまりかしこまって考え過ぎないことが肝要です。処方選択のための漢方理論ですから。実証が過ぎることを嫌うこともあります。そんな時は、その実証は邪実だから瀉する治療をしようなどという言葉も出てきます。モダン・カンポウでは基本的には実証は虚証よりも対処がしやすいという立ち位置です。虚証傾向でも健康な人はたくさんいますので、虚証であることが即ち病気ということではありません。体質です。

モダン・カンポウ　漢方理論をクリアに　4
実証は抗病力があり症状や反応が出やすい

　実証は抗病反応が旺盛であると思っています。虚証よりも実証の方が風邪に罹りにくいことに通じます。また、もしも風邪をひいても実証の人はいつひいたかがわかるのですね。一方で虚証の人はなんとなく調子が悪い日が続いてそして正真正銘の風邪をひいたというストーリーが一般的です。モダン・カンポウでは虚証よりは実証の方が病気になりにくいし、治りやすいと簡単に考えます。まずそう考えるのが理解への近道です。

例 外

　虚証でも元気な人はいますね。ですから、虚証が悪いのではありません。体質を相対的に、そしてざっくりと説明すると実証の方が虚証よりも病気になりにくく、治りやすいということです。柴胡剤の適応は肋骨弓下の圧痛（胸脇苦満）ですが、これも抗病反応と考えれば、大柴胡湯⑧で胸脇苦満は最も著明で、小柴胡湯⑨はほどほど、柴胡桂枝乾姜湯⑪ではごくわずかという説明も腑に落ちますね。桂枝茯苓丸㉕は当帰芍薬散㉓よりも小腹硬満が著明ということも同様です。

コメント

　僕が行った新型インフルエンザの臨床研究（2010年日本内科学会総会プレナリーセッション）では、補中益気湯㊶を飲んだ179人では新型インフルエンザ感染が1人、一方で飲まない179人では7人でした。ところが、補中益気湯㊶がおいしくないと言って7日しか飲まなかった人も誰も感染しませんでした。実証の人は、虚証用の補中益気湯㊶はおいしくないのです。つまり、実証の人は、感染しなかったとも理解できます。

モダン・カンポウ　漢方理論をクリアに　5
陰陽と寒熱はほぼ同じ、デジタルでは理解できない

　漢方理論では陰陽虚実と言われるほど、陰陽も頻出します。陰陽は基礎代謝と考えます。子どもを抱けば温かく、お年寄りの手を触れば冷たく感じます。陰証では基礎代謝が低下し、体が冷えていますので、温める治療が有効となります。附子剤の適応ということです。八味地黄丸⑦、牛車腎気丸⑩⑦、桂枝加朮附湯⑱、麻黄附子細辛湯⑫⑦、大防風湯⑨⑦などに附子が含まれます。そんな薬が冷え症の人やお年寄りには有効だというヒントです。陰陽はつまり寒熱とほぼ同じです。

例　外
　寒熱はアナログの世界の概念です。デジタル的にある温度以上が熱証、ある温度以下が寒証と定義しても無意味です。実際に我々自身が 39℃ の高熱があっても、寒くてしょうがないという（寒証）という経験はあるでしょう。高熱だが布団を掛けてもらいたいと感じる状態（真寒仮熱）です。つまり温めてほしい状態を寒証、冷やしてほしい状態を熱証とすればわかりやすいと思います。

コメント
　温める生薬の代表は附子と乾姜、冷やす生薬の代表は石膏と黄連です。ですから附子や乾姜を含むカンポウでよくなる状態を寒証、石膏や黄連を含むカンポウで改善する状態を熱証とすれば、仮想病理概念を最小限にして説明可能と思います。将来的にもっと腑に落ちる概念が現れた時に、入れ替えればよいことです。まずは処方選択のための漢方理論です。患者さんを治すための漢方理論です。

モダン・カンポウ　漢方理論をクリアに　6
六病位・表裏は時間経過との理解を

　六病位は時間経過で、急性発熱性疾患のための「傷寒論」には、急性期から順に、太陽病、陽明病、少陽病、太陰病、少陰病、厥陰病と並んでいます。それぞれに特徴的な病態が記載されていますが、今から思えばいろいろな原因で起こる急性発熱性疾患が全て同じ経過をとると考えました。また、これを大胆にも慢性病にも応用しました。そんなことをしてよいのかというよりも、処方選択に有益であったから、結果的にそうなったと思いましょう。

POINT

　また、表裏という概念も時間経過と同じです。病邪が体表から裏に向かって病気は進むと考えたのです。これを処方に結びつけるには、表証では麻黄剤などで発汗させて病邪を退治すると考えました。裏は消化管で、病気がここに至れば吐かせたり、下したりしようと考えたのです。表でも裏でもない状態は半表半裏と呼び、それはほぼ少陽病期と一致していました。こんな時には中和剤である柴胡を含む漢方薬で対処したのです。

コメント

　昔の知恵ですが、時間経過を考えたということです。少陽病と陽明病の順番が前後することもあります。今から思えば頼りないようなアナログ思考ですが、それでも上手く処方と結びついたということです。小柴胡湯⑨は別名三禁湯とも言われます。つまり発汗してはいけない。吐くことも下すことも禁止の状態で使用する漢方薬という意味です。そんな小柴胡湯⑨は経過が長くなった時に併用する薬剤として、もちろん今でも健在ですね。

モダン・カンポウ　漢方理論をクリアに　7

気虚とは「気合いが足らずに」人参や黄耆が効く状態

アナログ感覚満載の漢方理論ですが、西洋医学的に困っている患者さんには結構役に立ちます。デジタルの限界にアナログで対処するとは理にかなっていますね。気血水は役に立つ漢方理論です。処方選択に有益だからですね。気力がない人で、参耆剤や人参剤が有効な状態を気虚とモダン・カンポウでは定義しています。生薬では人参や黄耆を含む漢方薬でよくなる状態と考えればわかりやすいですね。

POINT

人参剤である六君子湯㊸、四君子湯(75)が有効な状態。参耆剤であれば、十全大補湯㊽、人参養栄湯(108)、大防風湯(97)、加味帰脾湯(137)、帰脾湯(65)、清心蓮子飲(111)、補中益気湯㊶、当帰湯(102)、清暑益気湯(136)、半夏白朮天麻湯㊲が有効な状態を気虚と考えましょう。そして気力がない状態。「軍隊にでも入ると治る」なんて言われかねない状態です。そんな立ち位置で処方すると、自分の気虚感と有効処方が一致していきます。

コメント

人参を含む処方は実は沢山ありますね。小柴胡湯⑨も人参を含んでいますが、小柴胡湯⑨が有効な状態を気虚とするにはちょっと問題がありますね。漢方薬は生薬からも理解ができますが、最終的には生薬の総和であるカンポウからの理解が正しいと思っています。生薬はその理解の助けやヒントになることは間違いないですし、生薬から考えることは楽しいですね。

モダン・カンポウ　漢方理論をクリアに　8

気逆は桂皮・麦門冬・黄連・黄芩・山梔子・茯苓などが有効な状態

「明日から本当に使える漢方薬7時間速習入門コース」では、気逆を「ヒステリーのような状態で、桂枝湯㊺や苓桂朮甘湯㊴が有効な状態」と定義をしました。これは典型的なものを挙げたので、実はもう少し範囲を広げた方が有益です。麦門冬、黄連、黄芩、山梔子、茯苓などを含む処方でも気分が落ち着きます。気分を落ち着ける薬を気逆の薬と思っても処方選択上は誤りではありません。最終的には患者さんが楽になることが臨床医の目的ですから。

例　外

麦門冬は半夏と組み合わされると気持ちを落ち着かせます。麦門冬湯㉙、釣藤散㊼、温経湯(106)、竹筎温胆湯(91)などです。黄連・黄芩・山梔子は黄連解毒湯⑮の基本生薬です。黄連解毒湯⑮や三黄瀉心湯(113)で高ぶった気分が落ち着くことはしばしば経験します。茯苓は利水剤で水毒を軽減しますが、茯苓を含む処方は、利水剤でも気持ちが落ち着くことはあります。桂皮単独でも気分を楽にします。五苓散⑰は桂皮と茯苓を含みますので、気分を落ち着かせる効果があることは納得できます。

コメント

気逆を難しく考える必要はありません。気が高ぶった状態が楽になると考えれば良いのですね。ヒステリーのような状態は、抑肝散(54)や甘麦大棗湯(72)が有効なこともありますね。そうすると、そんな状態を気逆と考えれば、抑肝散(54)や甘麦大棗湯(72)が気逆に有効な薬になりますね。処方選択のために、症状と処方を結びつける方法と割り切って、各自が漢方理論のいいとこ取りをして自分の頭の中で組み立てることが楽しく、有効なのです。

モダン・カンポウ　漢方理論をクリアに　9
気うつは、厚朴・蘇葉・香附子・木香などで楽になる状態

　気うつは「気の巡りが悪い状態」という一般的な言葉がわかりやすくて便利だと思っています。そんな状態に、厚朴や蘇葉、香附子、木香などを含む漢方薬が有効なことが多いのです。訴えと処方を結びつける知恵があればよいのですから、これで必要十分と思っています。気の巡りが悪くなることは現代社会ではよくあることです。気うつに有効な漢方薬の処方頻度は現代社会では高いと思っています。

POINT
　気血水の気に関する病態は気虚、気逆、気うつとありますが、ハッキリと区別できることもあれば、重複していることもあります。そんな時には気剤として気の病態を楽にするとして考える方法もありですね。柴胡剤はトランキライザー的にも働きます。大黄も気を鎮める作用があります。どれも気剤としてとらえればわかりやすいですね。処方運用の方便として気血水を使用すればよいのです。

コメント
　仮想病理概念から仮想病理概念を導きだし、仮想の世界で物事を論じることが僕は嫌いです。アナログの世界ではどちらが正しいかという議論はあまり有益ではありません。どちらが処方選択に有益かという議論はとても有意義です。言葉の遊びに終始するのではなく、処方選択の方便として気血水を存分に利用し、症状と処方を結びつけましょう。治療に結びつかない言葉遊びは全く興味がありません。

モダン・カンポウ　漢方理論をクリアに　10
血虚は貧血様の状態で四物湯⑦（当帰・芍薬・川芎・地黄）が有効

　採血ができない昔も、貧血様の症状は理解できました。それを血虚と名付けたのです。現代の貧血症状は当然に含まれますが、それ以外の慢性貧血的な病態も全て含んだものと思われます。精神症状も身体症状も含めて。そう考えると血虚も理解しやすいのではと思います。輸血ができない時代も一生懸命、そんな状態に有益な漢方薬を探しました。その基本が四物湯⑦であったのです。

例外

　四物湯⑦は当帰、芍薬、川芎、地黄です。これをすべて含む漢方エキス剤は十全大補湯48、芎帰膠艾湯77、大防風湯97、当帰飲子86などです。すべてを含まなくても四物湯⑦と類似の効果があると思われる漢方薬もあります。組み合わせの妙です。四物湯⑦はある意味、女性の頻用処方です。四物湯⑦単独で使用することは少なく、多くは上記のように他の生薬を組み合わせて使用されます。

コメント

　貧血を血虚と考えて四物湯類で治療する方法は選択肢の1つです。しかし、四君子湯75、六君子湯43、加味帰脾湯137、当帰芍薬散23などでも西洋学的な貧血は改善することがあります。その病態をどう捉えるかで処方が決まるということであって、それが全てではなく、解答がそれしかないということでもありません。いろいろな選択肢の1つを示す方法だと思えば腑に落ちます。貧血ではなく貧血類似症状です。血液検査がない時代の知恵ですから。

モダン・カンポウ　漢方理論をクリアに　11
瘀血：牡丹皮・桃仁・川芎・紅花・大黄・川骨・当帰などが有効な状態

瘀血を治す薬は駆瘀血剤と言われます。駆瘀血剤は補剤と並んで漢方らしさを表現する薬と思っています。牡丹皮、桃仁、川芎、紅花、大黄、川骨、当帰などを含む漢方薬が駆瘀血効果を持つと考えるとわかりやすいです。瘀血は、目の下のクマ、舌下静脈の怒張、臍近傍の圧痛、痔、静脈瘤などと言われますが、それらはわかりやすい症状ですが、駆瘀血剤の魅力はもっといろいろな訴えや症状を治すことにあります。守備範囲がとても広いのです。

例　外

駆瘀血剤はある程度決まっています。ですから駆瘀血剤で治る状態を瘀血と考えるのがわかりやすいと思います。では駆瘀血剤の定義が必要になります。実証用では牡丹皮、桃仁、川芎、紅花、大黄、川骨などが複数含まれる漢方薬と考えると整合性が合います。当帰を含むが地黄を含まない漢方薬を虚証用の駆瘀血剤とすると整合性が合います。一方で、カンポウとして頭から駆瘀血剤を覚える方法も妥当です。

コメント

四物湯㋹は当帰・芍薬・川芎・地黄です。当帰が含まれますが、地黄がありますので、通常は駆瘀血剤には分類されません。当帰芍薬散㉓には（四物湯㋹ー地黄）の３種の生薬が含まれています。当帰四逆加呉茱萸生姜湯㊳や当帰建中湯⑫を駆瘀血剤と考えるには、上記で整合性が合います。自分自身が理解しやすい環境を創り上げていけば、そしてそれを処方運用に応用できれば十分なのです。そんなわかりやすいデジタル的思考で親しんで、その後に昔の知恵をより理解する方法もわかりやすいですね。

モダン・カンポウ　漢方理論をクリアに　12
漢方薬を構成生薬から理解すると、たとえば当帰芍薬散㉓は？

　桂枝茯苓丸㉕は実証用の駆瘀血剤、当帰芍薬散㉓は虚証用の駆瘀血剤と説明されますが、それだけでは不十分です。当帰芍薬散㉓は当帰、芍薬、川芎の他に茯苓、蒼朮、沢瀉と3つの利水効果のある生薬が含まれています。一方で桂枝茯苓丸㉕は牡丹皮、桃仁、芍薬、桂皮、茯苓からなり利水効果のある生薬は茯苓だけです。よって、当帰芍薬散㉓は瘀血にも有効だが水毒にも有効だと理解することが肝要です。生薬から眺めるといろいろなことが見えてきます。

POINT
　当帰芍薬散㉓を構成する当帰、芍薬、川芎は四物湯㉑の構成要素です。地黄が抜けているだけですね。四物湯㉑は血虚に有効な漢方薬ですが、四物湯㉑から地黄がなくなると駆瘀血効果が現れるようです。不思議ですね。温経湯⑯も四物湯㉑から地黄を抜いたものが含まれていますが、利水効果のある生薬はありません。当帰芍薬散㉓も温経湯⑯も虚証向けの駆瘀血剤ですが、当帰芍薬散㉓と温経湯⑯のそんな違いも生薬からは見て取れます。

コメント
　四物湯㉑が駆瘀血剤だと言う人は少ないと思います。つまり地黄があると駆瘀血効果を減弱すると考えています。四物湯㉑は十全大補湯㊽や大防風湯㊾、温清飲㊼などにも含まれていますが、それらに駆瘀血効果を求めて処方することはありません。生薬から考えるといろいろなカンポウワールドが見えますし、そして果てしない世界を感じることができます。

モダン・カンポウ　漢方理論をクリアに　13

水毒（水のアンバランス）を治す漢方薬は多種多様

　気血水を定義してその過不足で病態が理解できるという考え方もあります。しかし水に関しては水毒だけですね。これは水毒を水のアンバランスと思えば、腑に落ちます。多くても少なくても水のアンバランスを水毒と定義するのです。水毒を治す漢方薬を、利水剤、駆水剤、鎮咳去痰剤とする方法は僕にはわかりやすいです。利水剤は尿量が増します。駆水剤は尿量とは無関係に水のアンバランスを改善します。鎮咳去痰も水のアンバランスの1つです。

POINT

　利水剤はわかりやすいですね。ラシックスと似ています。ただラシックスは脱水でも強制利尿させますが、五苓散⑰は中庸（健康状態）にもっていくと思われています。脱水では利尿効果がないのですね。利水効果を持つ生薬は茯苓、朮、猪苓、沢瀉、冬瓜子、茵蔯蒿、車前子、滑石、牛膝、桑白皮、木通と言われています。駆水剤は半夏、生姜、防已、杏仁、黄耆、薏苡仁、連翹などで利尿作用は強くありませんが、水のアンバランスの改善効果を持ちます。

コメント

　咳や痰も水毒と考えました。すると咳や痰を治す薬も水毒の薬になります。鎮咳去痰剤は　桔梗、貝母、五味子、細辛、瓜楼実、麦門冬などです。これらも水毒を治すと理解すればわかりやすいです。そして水毒が実は広範囲にわたり、そして治療方法も実はいろいろあるということになります。そうすると麻黄も利尿作用がありますので、水毒を治しますね。いろいろと重なり合っていますね。処方選択の方便と思えばよいのです。

モダン・カンポウ　漢方理論をクリアに　14

和解剤としての柴胡剤

　小柴胡湯⑨は柴胡剤の王様です。急性期（太陽病期）を過ぎた症状に有効です。漢方理論では少陽病期と呼ばれる状態ですが、少陽病期の定義を考えるよりも、病気がこじれた状態には柴胡剤と考える方が臨床応用が利きますね。柴胡剤には炎症を鎮める作用、鎮静作用、肩凝り改善、便秘改善、熟眠作用などあります。万能薬ですね。柴胡剤単独でも有効ですが、柴胡剤ともう1つカンポウを併用する方法はいろいろと重宝されています。

例　外

　まず、小柴胡湯⑨を試して、無効時は大柴胡湯⑧を試すという方法もありですね。柴胡剤はあまりにも虚証の人には使用されません。虚証用の小柴胡湯⑨と呼ばれるものは補中益気湯㊶です。つまり、柴胡剤は補中益気湯㊶よりも実証の状態の人に使用すると理解できますね。柴胡剤で、もっとも虚証向きは温める作用が強い乾姜などを含んでいる柴胡桂枝乾姜湯⑪です。

コメント

　柴胡剤は、和解剤とも呼ばれます。病気が表にあれば発汗で治療、病気が裏にあれば吐かすか下すかで治療します。表でもなく裏でもない状態を半表半裏と言い、ほぼ少陽病期と同じです。こんな時は和解剤を使います。柴胡剤が飲めない人には補う薬で補中益気湯㊶などです。陰病に入れば温める薬で、その代表は真武湯㉚です。汗、吐、下、温、補が治療手段ということも理解できます。気血水とは別の切り口ですね。

モダン・カンポウ 漢方理論をクリアに 15
腎虚とは八味地黄丸⑦が効く状態

「本当に明日から使える漢方薬7時間速習入門コース」では補剤として、まず参耆剤のカンポウを10個覚えてもらいました。補剤には他に補気剤として人参剤である四君子湯㊆や六君子湯㊸、補血剤として血虚を治す四物湯㊆類があります。そして補腎剤があります。腎虚は八味地黄丸⑦や牛車腎気丸⑩が効く状態だと理解すれば臨床では必要十分と思っています。そうすれば、敢えて気、血、腎の理解は不要になります。将来的に自分の仮想病理概念を持てばいいのです。

POINT

なんとなく数年前よりも調子が悪い。病気とは思わないがなんか変だ。こんな経験を初老期にはするのですね。そんな状態が腎虚で、そのカンポウ的特効薬が八味地黄丸⑦や、八味地黄丸⑦に牛膝と車前子を加えた牛車腎気丸⑩です。つまり、精力がない、気力がない、腰が痛い、足がしびれる、長く歩けない、頻尿だ、冷える、そして白内障や難聴もそうでしょう。そんな状態を昔の知恵で改善しようとしたカンポウが八味地黄丸⑦です。

コメント

八味地黄丸⑦で白内障を治すことは今時論外と思います。レンズ交換で見違えるように見えるようになります。難聴はカンポウではちょっと無理でしょう。しかし、それ以外の初老期のような症状には結構有効です。昔は腎虚と考えたのでしょう。今はその言葉を使用してもよいですし、無理に使用しなくても八味地黄丸⑦が有効な初老期の諸症状と考えれば、仮想病理概念はひとまず不要ですね。

モダン・カンポウ　漢方理論をクリアに　16

腹診をデジタルに！
なんとか簡単に理解できないか

　漢方的腹部診察（腹診）は日本漢方独特と言われています．また，行う先生によってやり方もいろいろです．腹診の教科書を見比べてもいろいろです．でも役に立つのですね．そうであればまずは簡単に理解しましょう．わりきって覚えて，そして臨床経験を積み重ねながら幅を広げていきましょう．腹診の図は典型的なものを示していると思いましょう．ですから解説者によって典型的な図は同一ではないのですね．僕の簡単な腹診の理解は以下です．

> **例　外**
>
> 　柴胡と黄芩があれば肋骨弓下の圧痛（胸脇苦満）が認められ，実証ほどはっきりします．柴胡だけでも軽度の胸脇苦満有り．半夏瀉心湯⑭と人参湯㉜は心窩部の圧痛（心下痞鞕）です．駆瘀血剤では臍傍の圧痛（小腹硬満）が見られます．八味地黄丸⑦や牛車腎気丸⑩⑦は，小腹不仁，小腹拘急，腹部正中芯のどれかです．芍薬と甘草が多く含まれている漢方薬で腹直筋の攣急が見られます．牡蛎や抑肝散㊺では大動脈拍動が触れます．

> **コメント**
>
> 　腹診でまず診ることは虚実を決めることです．実証向き生薬である石膏，芒硝，大黄，桃仁，黄芩，黄連，麻黄などと，虚証向き生薬である附子，乾姜，当帰，人参，黄耆，桂皮などの有無をチェックすることで，ある程度オートマチックに漢方薬が虚証用か実証用かがわかります．実証の腹部はがっちりしっかり，虚証の腹部は弱々しく薄いです．そんなデジタル的理解でまず漢方薬と腹診をつなぎましょう，臨床応用のために．

第11章

モダン・カンポウ
カンポウの進化と未来

モダン・カンポウ　カンポウの進化と未来　1
カンポウが当たり前の医療に

　「漢方」という字は町中で結構見かけますね。伝統がある漢方薬局もありますし、よくわからないが漢方と銘打っているお店もあります。また薬局以外にも漢方を扱っているお店もあります。そんな混沌とした「漢方」が、患者さんになんとなく漢方の使用を躊躇させている原因と思っています。僕たち医師は「漢方」と言えば、診療行為の中の言葉ですが、世の中的には違うという正しい認識を持たないと駄目だと思っています。

POINT
　「漢方」の言葉から連想される混沌とした状態をどう打破するかですね。僕たちができることは、もっと医療行為の中でカンポウの重要性を築き上げることと思っています。漢方専門医だけがカンポウを使用していたのでは、殻は破れません。超音波検査が普及したようにカンポウも西洋医にとって当たり前の診療の一部になることを願っているのです。

コメント
　日本だけが医師免許をとれば、つまり西洋医がカンポウを処方できます。カンポウを使用する医師にもいろいろなレベルがあっていいと思っています。ともかく、どんな西洋医もリラックスしてカンポウを処方できる環境が必要です。そして治らないときにより専門の医師がカンポウを使用し、また煎じ薬がなかなか治らない訴えの解決策になることもあると思います。モダン・カンポウは西洋医がリラックスして使用する立ち位置の概念です。

モダン・カンポウ　カンポウの進化と未来　2

モダン・カンポウへのパラダイムシフト、立ち位置の変化を知ると楽になる

　現代西洋医学が発達する前は、全ての病気を漢方で治しに行こうという気概で漢方医は治療に当たりました。急性疾患にも当然に漢方薬で治療するしかなかったのですね。急性疾患で処方を誤ると患者は死亡することがあります。ですから戒めるように経験を積め、古典を読め、漢方診療をしろ、と念を押したのです。最初の漢方処方で誤ることなく、患者を死に至らしめることがないようにするために。一方、慢性疾患では効く漢方薬をゆっくり探せますね。

POINT

　モダン・カンポウは、西洋医が現代医学的治療では病気ではない、または治りきらないような訴えに、西洋医学の補完医療として、保険適応である漢方エキス剤を使用することです。ですから通常は急性期ではないのですね。そんな患者さんに漢方薬を処方する時は医師もリラックスして臨めばよいのです。なにも術がないよりも、カンポウが有効であるなら、患者さんは希望します。そして最初から当たらなくても文句は言いません。

コメント

　モダン・カンポウでは、極論すればフローチャート化が可能です。ですから「フローチャート漢方薬治療」を出版しました。ただ、昔の知恵を使わないので有効な処方に当たる打率が低いのです。その欠点は、処方を変更していくことで補います。西洋医学的立場からより良いフローチャートを作成することが必要です。みなさんの知恵を集めて改訂版のフローチャートを作成するシステムが必要と思っています。

モダン・カンポウ　カンポウの進化と未来　3

漢方のRCT研究は必要だが、正しく漢方の魅力を説明する必要がある

　カンポウは各人の体質に合わせて処方するオーダーメード医療です。一方で、体質をあまり考慮せずにある症状に対してオートマチックに処方することが可能なものもあります。そんな薬剤ではRCT（無作為比較試験）が行いやすいと思います。カンポウは西洋医学的な臨床試験を経ないで薬剤として認可されていますので、将来的にいくつかのカンポウでRCTを求められる可能性はあります。それに耐えうるカンポウを知っておく必要があります。

例外

　ではRCTを全てのカンポウに行えばいいのでしょうか。答えはノーです。カンポウの魅力はオーダーメード治療ですので、そのオーダーメードの群分けが正しくサイエンティフィックに行われない時は、結果が無意味となります。現在のサイエンスではアナログ感覚（漢方理論）によるオーダーメード化をデジタルに変換できません。将来、カンポウ的群分けがデジタルで行えるようになれば客観的に可能ですね。

コメント

　もしもカンポウのRCTで有意差が出て、そして喜んでいてもカンポウの魅力は伝わりません。行政から、「ではRCTで有意差が出た漢方薬に対してのみ、かつエンドポイントで有効であった効能のみを認めましょう」と言われかねません。カンポウの魅力は体に合ったカンポウを飲むと、乱暴な言い方をすれば、全ての症状が治る可能性があることです。そのメッセージをしっかり心の中に持っていることが大切です。

モダン・カンポウ　カンポウの進化と未来　4
保険適応漢方エキス剤の使用が広がれば医療費の削減につながる？

　カンポウは1剤、または相性のよい2剤の組み合わせで、体全体を治せることが魅力です。ですからカンポウではたくさんの種類が一度に処方されることはありません。そして西洋薬剤と比較して平均薬価は5分の1です。重篤な副作用はまれです。そうであれば、カンポウを使用・併用すれば、その結果、西洋薬剤の使用頻度が減り、医療費の削減効果が生じると思われます。それを証明したいと思っています。近い将来に。

例外

　西洋薬剤は引き算の結晶です。つまりワンピークの純物が西洋薬剤です。作用機序もはっきりしておりサイエンティフィックで、論理的で、かっこいい治療方法です。一方でカンポウは生薬の足し算の知恵の結晶です。生薬を足し合わせることで、作用を増強し、副作用を減らし、新しい作用を作ってきました。また西洋医学的な病名がない時代の知恵ですので、体全体を治すように一生懸命創り上げた結果です。

コメント

　カンポウに対して患者さんが拒否反応がなければ、体全体を治すようなカンポウを西洋処方と一緒に組み込むことが、体をより快適にする方法なのです。そうすることで結果的に西洋薬剤の使用量が減るのです。それは僕の臨床での印象なので、それをサポートする結果が必要です。漢方薬の介入前後で、トータルの医療費が少なくなることを示す必要があります。ある程度の規模の集団で、カンポウの介入前後を比べたいですね。

モダン・カンポウ　カンポウの進化と未来　5
煎じ薬とエキス剤 どちらがいいの？

　カンポウの進化の1つはエキス剤です。忙しい今日この頃、全ての人が生薬を煎じて飲むのでは、時間も必要ですし、携行にも不便ですので、カンポウは普及しません。カンポウがエキス顆粒として利用できることは現代ならではです。ではエキス剤と煎じはどちらがよいのでしょうか。煎じは生薬を見る目がある人が利用してこそ意味があると思っています。生薬には優良な部位もあれば、そこそこの部位もあります。目利きができないと話になりません。

POINT
　エキス剤は均一の優等品と考えています。特に保険適応漢方エキス剤は行政の監視の目も厳しいので、安全でより有効と思っています。牛肉を買うにしても、いくら品質の良い牛を一頭買いしても、そのなかに優良部分と、そこそこがあるのですね。生薬問屋はどの先生が生薬の目利きができるかを知っています。できない医師には、良品だと言ってあまりよくない生薬を販売しても誰も気づきませんね。患者さんは不幸ですね。

コメント
　カンポウの剤型はもっともっと進化すべきと思っています。顆粒はお湯に溶かすにはよいでしょうが、もっと携行のことを考え、また保管するスペースを考慮すれば、小さな錠剤やカプセルもありですね。粉がやっぱり飲みにくいという人もいますね。カンポウは進化しているのですから、剤型もどんどんと増えるべきと思っています。

モダン・カンポウ　カンポウの進化と未来　6
カンポウも新しい領域に使用されている、実は「随証治療」も新しい

　カンポウは昔から変化していないと思っていました。ところがカンポウは着々と進歩しています。新しい知恵が付加されているのです。今ではカンポウの常識となっている変形性膝関節症に防已黄耆湯⑳を使用することは大塚敬節先生でさえご存じありませんでした。試行錯誤の末に身内に使用し著効したのです。猪苓湯合四物湯⑫を顕微鏡的血尿に使用するのは大塚先生が始めたようです。バセドウ病に炙甘草湯㊹も新しい知恵です。

POINT

　当帰芍薬散㉓は「傷寒論」・「金匱要略」に載っています。約 1800 年前の中国の本です。そして今では婦人科領域では最も有名な漢方処方です。しかし当帰芍薬散㉓は江戸中期の名医 吉益東洞も使用していません。彼の著書である「類聚方」では未施行方です。東洞の息子である吉益南涯が使用し始めたようです。葛根湯加川芎辛夷②も江戸時代にはありません。カンポウは着々と進歩しているのです。

コメント

　随証治療という言葉は漢方理論の根幹のように思われています。しかし随証治療という文言は昔の本にはありません。歴代漢方医書大成デジタル版（新樹社）を用いて PC で検索して下さい。日本東洋医学会が日本医学会に加盟する時に、東洋医学には理論がないという先生方を納得させるために、随証治療という新しい言葉を作ったのです。「傷寒論」には「証に随い之を治す」とあるのみです。

モダン・カンポウ　カンポウの進化と未来　7

古きものが尊からず

　僕の人生の師、国武自然先生が贈ってくれた言葉です。「古きものが良きにあらず、新しきものが良きにあらず、良きものが良きなり」カンポウを勉強していて本当にそう思います。東洋医学と西洋医学の優劣を語るのではなく、それぞれのよいところをどんどんと利用して、患者さんがより幸せになればよいのですね。松田邦夫先生にも「古きものが尊からず」とも教えていただいています。

POINT

　カンポウは何千年の歴史があるから偉いのではないのですね。今の世でも使えるからこそ意味があるのです。そして進化があるからこそ未来があるのですね。最近150年の西洋医学の進歩よりも、ますます素晴らしい進歩が今後の西洋医学にはあると思っています。でもその補完医療としてのカンポウは必ず生き残ると思っています。西洋医学の補完医療としてカンポウは不滅と思っているのです。

コメント

　西洋薬剤とカンポウが一緒に処方されて、ますます効果を上げれば素晴らしいと思っています。僕の臨床実験で血管性の間欠性跛行に抗血小板剤と当帰四逆加呉茱萸生姜湯㊳が有効であったように、いろいろな西洋医学の領域での西洋薬剤とのコラボレーションが今後のカンポウの進化と未来を支えると感じています。カンポウは費用も安く、安全性も高く、そして体全体を治す可能性を秘めているのですから。

モダン・カンポウ　カンポウの進化と未来　8
マウスの移植実験から見えたもの

　僕のもう1つのライフワークは移植免疫学のサイエンスです。「本当に明日から使える漢方薬 7時間速習入門コース」で柴苓湯⑭はマウスの心臓移植片の拒絶抑制に著効を示すが、五苓散⑰も小柴胡湯⑨も無効で、その上、一味抜き柴苓湯⑭も無効であることを示しました（J Heart and Lung Transplant 2010）。つまり柴苓湯⑭では、すべての構成生薬が必要なパターンであったのです。その後の実験で、他のパターンも判明しました。

例　外

　<u>1つの生薬が必要なパターン</u>です。これは茵蔯五苓散⑰で見られ、その構成生薬の1つである茵蔯蒿が、茵蔯五苓散⑰よりもはるかに移植臓器の拒絶抑制には有効でした。<u>効果を減弱する生薬が含まれているパターン</u>です。これは当帰芍薬散㉓で見られました。構成生薬の芍薬と川芎を投与すると著効しました。ところがそれらに茯苓が入ると効果が減弱したのです。カンポウでは反対の作用を持つ生薬が敢えて含まれていることがあります。

コメント

　そしてさらに興味深いことは、<u>生薬の匂いが有効であるパターン</u>です。これは当帰芍薬散㉓で見られました。内服で有効であった柴苓湯⑭は匂いだけでは移植片の拒絶抑制には全く無効でした。嗅覚除去マウスを作成したところ、当帰芍薬散㉓の匂いによる移植片拒絶抑制効果は消失しましたので、匂いが大脳に働いていることを暗示します。おいしいと思うカンポウが有効ということは臨床ではよく経験することですね。

モダン・カンポウ　カンポウの進化と未来　9
その先にあるものは？
人それぞれで求めていきましょう

　カンポウを処方してみて、そしてそこそこ有効であることを体感して、結構臨床に役立つことを認識した先には何があるのでしょう。それは人それぞれです。フローチャート的思考だけで十分という立ち位置もありです。もっと有効なカンポウを効率的に選べるようになるために、昔の知恵に帰る方法も当然にありです。また、昔の知恵は全く使用せず、西洋医学的な立場からすべて理解しようというまったく大胆な発想も成り立つかもしれません。

POINT

　大切なことは処方選択に有効であれば何でもいいのですね。僕たち臨床医は患者さんの訴えを治したい、少しでも楽にしたいのですね。そこに西洋医学もカンポウもありません。中医学も、後世方も古方もありません。役に立つのであれば何でも利用し、役に立たないのであればいくら古くても、いくらバイブルと言われていても無意味です。処方選択という立ち位置を大切にしていけばいいと思っています。

コメント

　僕は幸い松田邦夫先生に教えて頂く機会に恵まれました。まず松田邦夫先生のすべてを吸収することが僕の使命と思っています。そして、それをわかりやすく、臨床に応用しやすく普及させることが僕の仕事と思っています。ですから、今の僕に中医学を語る資格はありません。西洋医学の補完医療としてカンポウを西洋医に当たり前のように使用してもらうことを願って日々精進努力しています。

第12章

モダン・カンポウ
カンポウ Q & A

カンポウ Q & A

　薬剤に関する情報などは基本的にツムラのものを使用しています。漢方医薬品市場の8割以上を占めていますので、ツムラのデータが多くを反映すると考えるからです。一方で、すべての漢方エキス剤を販売している製薬会社の資料を調べることには限界があり、また整合性に欠けてわかりにくくなることもあるため、まず理解しやすいようにツムラの情報を基礎に並べました。僕が行っているセミナーでよくある質問などを復習も含めてまとめました。

一般臨床において

Q1　安全に処方するコツはありますか？

　漢方エキス剤を一服飲んで死亡することはありません。エキス剤を妊娠したとは知らずに1ヵ月以上飲んでも流産した報告はありません。モダン・カンポウの立ち位置で今の医学で困っている患者さんに漢方薬を処方するときには、「何かおかしなことがあったら漢方薬を止めて下さいね」と言い添えておけばよいのです。甘草の過量摂取による偽アルドステロン症も徐々に起こるのです。足がむくめば止めればよいのです。麻黄剤や附子剤の消化器症状や循環器症状もムカムカ、ドキドキすれば止めればよいのです。間質性肺炎も空咳に注意すれば安心です。漢方薬を安全に処方するコツは「何か起これば止めて下さいね」ということです。不快なことが起こっても敢えて続行するから副作用が起こります。

Q2　お話のコツはありますか？

　モダン・カンポウは今の医学で治らない症状や訴えを改善しようというものです。今の医学で治らない症状や訴えが、漢方薬ですっきり治るということも少なからず経験します。それは素晴らしいことですが、長年治らなかったものが、カンポウで、それも短時間に、すっきり治るということは多くはありません。つまり、患者さんと医師が一緒に目指す目標をまず「治る」ということから「改善する」ということに下げておいたほうがお互いに楽です。つまり患者さんに「漢方エキス剤を試してみたいが、どれぐらいの人が治るのか」と聞かれたら、「治る」と言い切るのではなく、「4人に3人ぐらいは良くなるよ」と答えることにしています。それが基本的なお話のコツです。

Q3　再診はいつ頃がよいですか？

　風邪、ぎっくり腰、尿管結石、下痢などの急性疾患や症状も漢方エキス剤でよくなることが多々あります。そんな時は連日診察に来てもらってもよいですし、数日後でもよいでしょう。しかし、モダン・カンポウの立ち位置は、今の医学で治らない症状や訴えで困っている人を漢方エキス剤で治すことです。ですから、2〜4週間で患者さんが都合のよいタイミングで再診に来てもらえばよいと思っています。しっかりした人であれば4週間以上処方しても問題ありません。

Q4　漢方薬続行の判断はどのようにしたらよいでしょうか？

　4週間後の診察で少しでもよくなっていれば、その漢方エキス剤は続行です。だって、いままでの西洋医学的治療では全く治らなかったのですから。また、主症状がほとんどよくなっていなくても、他の体の調子が改善していれば続行です。カンポウは体全体を治していきますので、体全体がよくなっているということはよい兆しなのです。悪化するとき

はもちろん中止です。また、3食毎に一生懸命飲んでいるが、「まったく飲んでいる気がしない」と訴えるときは、やはり中止です。他のエキス剤を試すことが多いです。

Q5 子どもの投与量はどうしたらよいでしょうか？

僕の患者さんへのお話の仕方は、「大人は漢方エキス剤を1包、小学生は2分の1包、幼稚園生は3分の1包、乳児は4分の1包ぐらい」です。この「ぐらい」というのは、計量器で正確に2分の1などにする必要もありませんし、また実際にそんなことはできませんから、目分量でだいたいで結構ですという意味です。漢方は足し算とバランスの結晶なので、総量は実はあまり影響しません。麻黄や大黄、芒硝などが増量されるとその生薬による不快な症状が出ることがありますが、漢方薬自体の全体の効果は大体の分量でよいと思っています。子どもへの飲ませ方ですが、漢方エキス剤を少量の水で練ったものを口になすりつけてから、水を飲ませるという方法もありますが、ゼリーなどと混ぜる方法が簡単で喜ばれると思っています。最近は薬局に子どもの内服用に便利なゼリーがあります。

Q6 大人での投与量はどうしたらよいでしょうか？

漢方エキス剤の添付文書にあるように1日3回を基本にしています。しかし、1日2回でも結構効きます。基本的には急性期の症状には増量したほうが効果的なことがあり、慢性期の症状で、かつ体が弱々しい方などには、むしろ減量したほうが効果があることも経験します。漢方には西洋医学で必須である用量依存性がないことも経験します。

Q7 漢方エキス剤の飲み方について教えて下さい

多くの患者さんは漢方エキス顆粒のまま飲むことが多いと思います。患者さんにはできればお湯に溶かして（温服といいます）、または電子レンジでチンしてから少し冷まして飲むように勧めています。電子レンジのほうがきれいに溶解します。つわり時の小半夏加茯苓湯㉑や鼻出血時の黄連解毒湯⑮や三黄瀉心湯⑬は冷服してもらっています。一方で慢性の下痢の時に真武湯㉚などは温服よりもアツアツにして飲んでもらっています。これを熱服と呼びます。

Q8 反対の効果に効くとききましたが本当ですか？

漢方は体全体を治すようにセットアップされています。乱暴な言い方をすればどんな症状も治ります。慢性の下痢に有効な真武湯㉚や人参湯㉜で、便秘が軽快するとこもあります。低血圧症状を改善することが多い半夏白朮天麻湯㊲で高血圧がある程度改善することも経験します。病名や症状投与で漢方エキス剤を処方して有効性を実感したら、是非反対の作用にも有効なことがあると記憶に留めて臨床を行ってみて下さい。

Q9 軽快後の漢方薬の投与期間について教えて下さい

患者さんが飲みたければ続行です。患者さんが止めてみたいと言えば中止です。漢方は止めても症状がその後現れないこともよく経験します。また、症状が現れれば再開すればよいだけですので。結局本人次第ですね。お任せされれば、慢性の病気であれば、症状が軽快してから1～3ヵ月は飲んでもらって中止です。

Q10 漢方薬をずっと飲み続けてもよいですか？

　漢方薬は食物の延長にて、なにかちょっとした不調があれば、長く飲んでよいと僕は思っています。実際に自分でも漢方薬を連日飲んでいますし、患者さんが希望すれば、症状や訴えに従って処方を継続しています。これが安全かどうかは明らかなデータがありません。漢方薬は昔は長期投与をするとは思っていません。漢方薬自体も貴重でしたから、短期間の投与で終了することが昔は前提です。しかし、現代医療が進歩しても、なんとなく調子が悪いということは、ある程度の年齢を超えると多くの方が、ある意味全員がそう感じています。ですから、その訴えに従って処方しています。現代西洋医学の薬でも、つまり高血圧、糖尿病、脂質代謝異常の薬なども世代間を超えての安全性は実は全くわかっていないのです。そんな思いは持っていますが、漢方エキス剤を飲んでいると体調がよいということを頻回に経験していますので長期的に処方しているのです。サプリメントを複数飲んでいるようであれば、少なくとも漢方薬を試したほうがよいと思っています。

Q11 顆粒が飲めないときにはどうしたらよいでしょうか？

　お湯に溶かせば飲めますね。お湯に溶かしても飲めない、顆粒も飲めない。困りましたね。好きな方法で飲みなさい。オブラートでも、ゼリーに混ぜても。「顆粒なら飲めない……」その程度の症状であれば、放っておけばよいでしょ。本当に困っているのであれば、飲みなさいと思うこともあります。

Q12 麻黄のムカムカはいつ起こるのですか？

　麻黄は1包でもドキドキ、ムカムカする人がいます。また、しばらく飲んでから上記の症状が出る人もいます。しばらくしてから、食欲不振となる人もいます。またその食欲不振がしばらく続くこともあります。

Q13　お酒と一緒に飲んでもよいですか？

　酒、ビール、ワイン、ウイスキーのアルコール飲料で医薬品を服用すると、一般にその成分の吸収の度合いが水で服用した場合と異なってくるので避けるべきとされます。実際に患者さんにはそのように説明しています。しかし八味地黄丸⑦などは古典にはお酒で薄めた液で服用（酒服）するように書かれているものもあります。

Q14　西洋薬と漢方薬を併用する場合、注意を要するものは何ですか？

　まず、医療用漢方エキス製剤の医薬品添付文書において、西洋薬との併用で注意すべき製剤が設定・明記されているのは、麻黄製剤と甘草製剤です。また、これとは別に副作用症例に基づくものとして、小柴胡湯⑨のインターフェロン製剤投与中の患者への「禁忌」があります。

● 甘草含有漢方製剤
　甘草は強力ミノファーゲンシー®などのグリチルリチン製剤との併用時、注意がいります。ループ利尿薬やチアジド系利尿薬も併用注意が添付文書には記載されています。

● 麻黄含有漢方製剤
　麻黄はエフェドリン類含有製剤、モノアミン酸化酵素（MAO）阻害薬、甲状腺製剤、カテコールアミン製剤、キサンチンン系製剤との併用注意が添付文書には記載されています。

● 小柴胡湯
　小柴胡湯⑨はインターフェロン製剤との併用は禁忌と記載されています。

◉ 石膏含有製剤

石膏含有製剤（消風散㉒、越婢加朮湯㉘、白虎加人参湯㉞、木防已湯㊱、釣藤散㊼、麻杏甘石湯(55)、防風通聖散(62)、五虎湯(95)、辛夷清肺湯(104)、小柴胡湯加桔梗石膏(109)）はテトラサイクリン系の薬剤を同時に服用した場合は、テトラサイクリン系薬剤の吸収が抑制される可能性があると言われています。

Q15 甘草含有製剤による副作用が起こりやすい状態は？

甘草による低カリウム血症、高血圧、浮腫などの偽アルドステロン症の発現頻度は、甘草の摂取過多、長期連用、高齢者、女性で高くなると言われています。しかし、個人差があり、甘草をいくら飲んでもまったく偽アルドステロン症が起こらない人もいます。

Q16 間質性肺炎の注意点は？

漢方製剤における間質性肺炎の発症機序についてははっきりしていませんが、アレルギーにより発現するとも考えられています。そうであれば、全ての薬剤で発生する可能性があります。しかし特に注意が必要な人は以下と思われています。

(1) 高齢
(2) 既存の肺疾患（特に肺線維症）
(3) 喫煙
(4) 酸素投与
(5) 肺への放射線治療
(6) 抗腫瘍薬の多剤併用法
(7) 肝障害

漢方薬で治療中、患者が予想外の発熱、息切れ・呼吸困難、乾性咳な

Q17 黄芩のみが間質性肺炎の原因でしょうか？

黄芩が間質性肺炎の原因とも言われています。黄芩の可能性が高いことは共通認識です。しかし、漢方製剤による間質性肺炎が黄芩のみによるものとの特定はなされていません。実際に黄芩を含まない小青竜湯⑲、防已黄耆湯⑳、麦門冬湯㉙、補中益気湯㊶、牛車腎気丸⑩⑦などでも間質性肺炎の報告があります。

Q18 麻黄剤は緑内障に禁忌なのですか？

エフェドリン塩酸塩の添付文書には緑内障の患者は慎重投与となっています。しかし、麻黄含有製剤における添付文書の注意事項に緑内障の記載がありません。それは、緑内障が麻黄製剤にて悪化したとの報告が今までないからです。麻黄剤には当然エフェドリン以外の成分も含有されていますので、エフェドリン単剤よりも麻黄剤のほうが安心ということとも考えられます。

Q19 漢方薬で検査値が異常になることはありますか？

生薬の1つである遠志で1.5-アンヒドログリシトール（1.5-AG）上昇が報告されています。1.5-AG は糖尿病を診断する1つの採血マーカーです。遠志を含む漢方エキス製剤は加味帰脾湯⑬⑦、帰脾湯㉝、人参養栄湯⑩⑧です。遠志を含む漢方薬を飲んでいると糖尿病がない人でも1.5-AG が高めに出ることがあるということです。

Q20 漢方のカロリーはどのくらいですか？

賦形剤で使用している乳糖のカロリーは実は約 3.8 kcal/g です。乳

糖単独では 4 kcal/g のはずですが、タンパク質などが牛乳から精製するときに混入しているということです。粉末飴は水飴（3.3 kcal/g）から水分を除いたものとするとそのカロリーはおよそ 4 kcal/g となります。つまり粉末飴を含むエキス剤を含めて、エキス製剤のカロリーは約 4 kcal/g との理解で十分です。

Q21 ナトリウム含有量はどのくらいですか？

無水芒硝（ぼうしょう）は Na_2SO_4 であり、ナトリウムを含むため注意が必要です。以下に芒硝（ぼうしょう）含有エキス製剤中のナトリウムの 1 日換算量を示します。

大黄牡丹皮湯（だいおうぼたんぴとう）㉝	301.5 mg/日	調胃承気湯（ちょういじょうきとう）(74)	105.0 mg/日
桃核承気湯（とうかくじょうきとう）(61)	215.3 mg/日	通導散（つうどうさん）(105)	259.5 mg/日
防風通聖散（ぼうふうつうしょうさん）(62)	102.8 mg/日	大承気湯（だいじょうきとう）(133)	284.3 mg/日

Q22 カリウム含有量はどのくらいですか？

透析患者のカリウム制限は 1.5 g/日以下と言われています。含量を特に注意する漢方エキス剤を挙げます。

小青竜湯（しょうせいりゅうとう）⑲	87.3 mg/日	大防風湯（だいぼうふうとう）(97)	136.5 mg/日
防風通聖散（ぼうふうつうしょうさん）(62)	89.3 mg/日	通導散（つうどうさん）(105)	95.3 mg/日
芎帰膠艾湯（きゅうききょうがいとう）(77)	115.2 mg/日		

Q23 漢方薬とワルファリンの相互作用について教えて下さい

漢方薬や生薬とワルファリンの相互作用に関する報告は症例報告で散見されます。しかし系統だった臨床研究報告はありません。ワルファリン併用時には相互作用がまれに起こることがあると思って投薬したほうが安心です。ワルファリンが効き過ぎたり、効かなかったりするときは、

漢方エキス剤よりも、知らずに食べた納豆や内容のよくわからないサプリメント、クロレラなどのほうが頻度としてはるかに多いと感じています。

Q24 なぜ乳糖でもアレルギーが起きるのですか？

乳糖は牛乳から精製して作られますので、精製したものでもタンパク質が極微量残存することが考えられます。この極微量に含まれるタンパク質が牛乳アレルギーを有する患者にはアレルゲンとなる可能性が否定できないためです。純粋な乳糖であればアレルギーは起こらないと思われます。

Q25 煎じ薬と漢方エキス剤はどちらが有効ですか？

漢方エキス剤は高級ブレンドインスタントコーヒーと説明しています。どのパッケージも高級品質なのです。煎じ薬の品質は様々です。ウチダ和漢薬などの生薬を主に扱っているメーカーに行けば、同じ生薬でも超高級品から、普通のものまで見せてくれます。値段もそれなりです。また、普通品といっても、そのなかには、本当に普通程度の生薬もあれば、実はレベルの低いものもあります。高級マグロや高級牛でも、すべてがおいしいとは限りませんね。煎じ薬は品質だけでもとても奥が深いのです。生薬を見極める技量がないとダメですね。ですから、素晴らしい煎じ薬は本当に素晴らしいのです。モダン・カンポウでは、品質がすべて保証されている漢方エキス剤を高級インスタントコーヒーと理解して使用するのです。

一般的なことについて

Q26 学生への教育について教えて下さい

　2001年に文部省（現文部科学省）が医学部のコア・カリキュラムに初めて「和漢薬を解説できる」という項目を加えました。全国には80の大学医学部があり、以降漢方の教育が徐々に普及しています。2010年のダイヤモンド社のアンケート調査によると、67大学（84％）から回答を得て、必修で8時間以上の講義をしている大学が35校、必修で8時間未満が25校、選択授業のみが2校、漢方としての授業がない大学は5校でした。将来、医師国家試験に漢方の処方に関する問題が出題される可能性もあります。過去にも医史学や副作用に関して漢方関係の問題は既に出題されています。

Q27 中国での漢方エキス剤の普及について教えて下さい

　中国は生薬の分量を各医師が加減することが多く、またその分量も秘密にされています。つまり、何を飲んでいるか患者さんにはわからないことが多いそうです。よって、漢方エキス剤は流行りません。現在の中国では偽物が氾濫しています。コピー天国です。高額な漢方医で処方された漢方薬（きざんだ生薬が混ざっています）を、分析して、その分量を提示する商売があるそうです。そして、安価な薬局で同じ処方をもらおうとの作戦だそうです。また、中国でも韓国でも、西洋医と漢方医は全く別の免許です。日本だけが、西洋医学の医師が漢方薬の処方もできます。むしろ、医師免許がなければ漢方薬は処方できません。

Q28 漢方と言われるようになったのはどうしてですか？

　西洋医学が登場する以前は、漢方しか医療はなかったのですから、漢

方と敢えて呼ぶ必要はありませんでした。江戸時代に西洋の医学が長崎に伝わり、それと区別するために従来の日本の医療を漢方と呼び、西洋からのものを蘭方と呼んだのです。漢という字は中国を意味しますが、漢字の漢と同じようなイメージですね。日本の漢方と中国漢方は結構違います。日本の医療制度だけが、西洋医が漢方薬を処方できます。中国も韓国も伝統医学と西洋医学の医療免許は別です。モダン・カンポウが展開できるのも日本ならではとなります。また江戸時代に日本漢方はとくに中国漢方から離れていきました。腹診の重要性に重きを置き、そして「傷寒論」の素晴らしさに戻る風潮が生じました。

Q29 同じ処方名でも日本と中国で生薬量が異なるのはなぜですか？

　いろいろな理由がありますが、基本的に日本の量は中国の量よりも相当少ないのです。

● 理由① 生薬の違い

　まず、中国では生薬を日本よりも大きく裁断しています。また、修治といって生薬の副作用を減らす伝統的な加工処理が行われており、それに付随して主作用も少なくなるので日本に比べて量が増えるとも言われています。品質に関しても、日本での生薬は上質のものだけが出回っていますが、中国では日本より品質の劣ったものも多く、そのため量が増えるとも思われています。

● 理由② 水質の違い

　中国の水の大部分はミネラルを多く含んだ硬水で、日本は軟水です。硬水は軟水と比べて抽出率が低いため、用量が多くなると考えられています。

● 理由③ 風土や体質の違い

　中国では気候や風土が日本のように穏やかではない場所が多いので

す．また，中国では香辛料を多用するためいろいろな香辛料に耐性ができている可能性があると言われています．

● 理由④　日中伝統医学の相違

日本では処方をセットとして考えて運用している結果，処方毎に少量の薬量を使用しています．中国では生薬個々の効能により処方を足していくので，分量や生薬数が増える傾向にあるそうです．

漢方薬に関する医療行政的な位置から

Q30　医療用漢方エキス剤は通販では買えないのですか？

通信販売で合法的に購入可能かはグレーゾーンです．医療用漢方エキス剤は実は「処方せん医薬品以外の医薬品」です．こんな薬もと思うものまで，実は「処方せん医薬品以外の医薬品」です．たとえば抗血小板剤の多くが「処方せん医薬品以外の医薬品」です．そして，医薬品は処方せん外医薬品も含めて対面販売が義務付けられています．よって，通信販売では対面販売は当然できないので，ルール違反となりかねません．この本の執筆時点ではグレーゾーンで，「処方せん医薬品以外の医薬品」がネットでも購入できる状態です．

参考までに，法律の規定はないものの，厚生労働省通知にて，「原則として，処方せん医薬品以外の医療用医薬品についても，処方せん医薬品と同様に，医療用医薬品として医師，薬剤師などによって使用されることを目的として供給されるものであり，薬局においては，処方せんに基づく薬剤の交付が原則であるが，一般医薬品の販売による対応を考慮したにもかかわらず，やむを得ず販売を行わざるを得ない場合などにおいては，必要な受診勧奨を行ったうえで次に掲げる事項を尊守すること」とあります．

- 数量の限定……販売を行わざるを得ない必要最小限の数量に限定すること
- 調剤室での保管・分割……調剤室又は備蓄倉庫にて保管されること。また、販売は薬剤師自らにより、調剤室において必要最小限の数量を分割すること
- 販売記録の作成……販売時において、販売品目、販売日、販売数量ならびに患者の氏名及び連絡先を記録すること
- 薬歴管理の実施……患者の薬歴管理を実施すること
- 薬局における薬剤師の対面販売……販売は、薬局において薬剤師が対面により販売すること
- その他として、広告の禁止、服薬指導の実施、添付文書の添付

Q31 漢方製剤はなぜ臨床試験なしで承認を受けたのですか？

漢方製剤を構成する「生薬」は、1960年からすでに薬価収載され、次いで、1963年の薬価基準収載医薬品の追補改訂に際して、厚生省から「調剤容易な配合剤は薬価基準に収載しないが、医療機関でこの種の配合剤を使用した場合には、既収載の単味製剤の合算により請求できるものとする」といった告示が出されました。つまり、「生薬」の組み合わせで漢方製剤を作り、これを保険請求することは法的にも十分根拠のあることでした。そして、この湯剤との同等性の品質を確保した製剤をつくることは、湯剤と同等の有効性および安全性を有しているものとみなされました。しかし、医療用漢方エキス製剤も薬審第804号通知により昭和55年以後は、製造承認にあたっては「臨床試験」の成績が必要となり、現在に至っています。

Q32 漢方エキス剤が煎じ薬と同等性があるとはどういう意味ですか？

「厚生省薬務局薬審二第120号通知」に記載があります。これは医療

用漢方製剤の品質確保の観点から昭和60年5月31日付にて通知されたものです．その申請基準の要点をまとめると以下のようになります．

(1) 原料の生薬の品質を精査し，標準的と考えられる生薬を用い，外観および理化学試験を行うこと
(2) 標準湯剤の処方は古典に従い設定すること
(3) 漢方エキス製剤と湯剤との同等性を確保するため指標となる成分（指標成分）を，異なる生薬より2成分以上選定し，指標成分の定量を行うこと
(4) 可能なものについては，薬理作用を直接検定できる生物学的検討も行うことが望ましい
(5) 1日量分の生薬から採れるエキスおよびそのエキス製剤中の指標成分含量は，標準湯剤のそれに比して原則として70％以上であれば認めるものであるが，標準湯剤に近づけること

Q33 メーカーによって効能効果が異なるのはなぜですか？

漢方製剤の承認・許可申請の効能・効果については，『医薬品製造販売指針』に「『一般用漢方処方の手引き』等を参考とすること」と記載されています．しかし『一般用漢方処方の手引き』の初版発行は昭和50年で，これ以前の承認・許可申請においては，各社個々の申請であったので効能・効果がそれぞれ異なったのです．漢方薬は乱暴な言い方をすれば，森全体を治せる可能性があります．つまり，いろいろな症状に有効なのです．頻度の高いものを羅列する訳ですから，微妙な違いが生じることは，統一規則がないときには当然のことです．

Q34 メーカーで生薬の配合比率が異なることがあるのはなぜですか？

承認基準である『一般用漢方処方の手引き』に基づき承認申請していますが，『一般用漢方処方の手引き』にある参考文献により生薬量が異な

ります。また、一部の生薬では幅をもって記載されているので、生薬量が異なることがあります。たとえば、一般用漢方処方の手引きの大黄量は乙字湯③では0〜3.0g、大柴胡湯⑧は1.0〜2.0g、柴胡加竜骨牡蛎湯⑫は0〜1.0gと幅があります。ですから、漢方薬に特許は当然に存在しないのですが、製薬メーカーにより配合比率が異なることがあるため、ジェネリックとしては扱われません。薬剤師の先生のレベルで他社の同じ名前の漢方薬に変更はできないのです。そのときには医師に変更了承の電話が入ります。

Q35 一般用漢方処方の手引きとは何ですか？

昭和50年に、漢方製剤についての厚生省の承認審査内規が明らかにされ、その際に一般用医薬品として承認される漢方210処方について、その成分、用量、効果効能、など具体的な基準が公表されました。この趣旨の徹底を図りつつ、安全なる治療の推進を図るために、厚生省の監修を得て出版されたものが「一般用漢方製剤の手引き」です。昭和50年以降に認可された医療用漢方薬の生薬量や適応症状は「一般用漢方製剤の手引き」に準拠しています。しかし、昭和55年以後は医療用漢方エキス製剤の製造承認にあたっては「臨床試験」の成績が必要となっています。よって、臨床試験が必要とされるのであれば、手引に含まれている製剤に縛られる必要はないと思われます。

Q36 錠剤やカプセルなどの他の剤型をつくるためには？

医療用漢方製剤のエキス剤の製造承認を受けているメーカーが医療用漢方製剤の錠剤やカプセルの承認を取得するためには、一般用漢方製剤とは異なり、現行の顆粒剤との生物学的同等性試験が必要です。このことは、新薬における剤形追加や後発品を承認申請する場合においても適用される規則であり、漢方薬だけの取り決めではありません。生物学的同等性試験とは、現行の製剤と追加する製剤が治療学的に同等であると

保証することを目的としているものであり、新薬の剤形追加やその後発品においては、ヒトが服用した際の有効成分の血中濃度パターンが同じであることをもって証明しています。しかし、漢方製剤においては有効成分が特定できないことから、生物学的同等性試験により同等性を証明することが残念ながらできず、剤形追加品の承認が得られない状況なのです。このことは、医療用漢方製剤の後発品が承認されない理由でもあります。医療用漢方製剤でなければ、つまり一般用漢方製剤（OTC）であれば、作成することは問題なく、また技術的にも可能です。

Q37　煎じ薬に健康保険は効くのでしょうか？

　実は漢方の煎じ薬も健康保険が有効です。処方せんに生薬とその分量をそれぞれ記載して、以上を1日分として、何日分処方とオーダーすればよいのです。これは、処方するほうも苦痛です。ですから、健康保険は使用できるが、諸般の事情で普及しないと理解して下さい。

　ちなみに、以下が葛根湯の煎じ薬の保険請求例です。

薬価基準から1日分の薬価の合計金額（円）を算出します。
1日分（この薬価は統一薬価です/銘柄別薬価ではありません）
カッコン‥‥‥‥4.0 g　6.52 円　（薬価 16.30 円/10 g）
タイソウ‥‥‥‥3.0 g　4.47 円　（薬価 14.90 円/10 g）
マオウ‥‥‥‥‥3.0 g　3.60 円　（薬価 12.00 円/10 g）
カンゾウ‥‥‥‥2.0 g　3.00 円　（薬価 15.00 円/10 g）
ケイヒ‥‥‥‥‥2.0 g　3.10 円　（薬価 15.50 円/10 g）
シャクヤク‥‥‥2.0 g　5.48 円　（薬価 27.40 円/10 g）
ショウキョウ‥‥2.0 g　2.74 円　（薬価 13.70 円/10 g）
　　　　　　合計　28.91 円

　よって1日あたりの薬代は30円です。これに調剤量が加算され、7日までは1900円、7日以降は1日当たり100円加算され、29日以降は

4000円の定額となります。携帯電話の通信料みたいですね。7日の処方では1日当たり約270円となり、これに薬代の30円が加算されて1日当たり約300円となります。漢方エキス剤の葛根湯の1日の薬価（3包分は）約70円です。

Q38 承認外使用方法について教えて下さい

　実は、漢方エキス剤は粉のまま飲むことが承認されている方法です。つまり、この本でも推奨しているような、お湯に溶かして、電子レンジでチンしてから飲むなどは承認外使用方法です。同じように、経管栄養チューブからの投与も承認外使用です。それはお役所的なことですので、患者さんに役に立つように臨機応変に対応しましょう。経管栄養チューブから投与するときは、漢方エキス剤を粉のまま投与するとチューブが詰まる原因となりますので、しっかりお湯に溶かしてから投与することが望ましいと思っています。

Q39 保険適応外使用方法について教えて下さい

　健康保険を使用する場合はその規則に則って使用しなければなりません。漢方薬は体全体を治すようにセットアップされているので、いろいろな病名に有効で、いろいろな訴えが治ります。保険適応病名は主病名である必要はないので、患者さんの訴えを注意深く聞いて、保険適応となる病名の記載を必ず行って下さい。また、保険病名が記載されていても、あまりにも多数の漢方薬が同時に処方されると、査定されることも考えられます。査定に関しては都道府県単位の問題ですので、複数処方に関してはそれぞれの都道府県の意向に沿って行って下さい。多くの場合2剤であれば問題ないと思われます。

Q40 処方せんの書き方について教えて下さい

　内服処方せんの記載の在り方に関する検討会（平成22年1月厚生労働省）の報告書に以下の記載があります。

(1)「薬名」については、薬価基準に記載されている製剤名を記載することを基本とする
(2)「分量」については、最小基本単位である1回量を記載することを基本とする。

　漢方エキス剤を漢字ではなくカタカナで記載しても基本的には問題ないと思われます。処方ミスを避けるためにも、私は漢方薬名と共に製薬会社とエキス剤の番号を記載しています。またグラム数は混乱を生じるので使用していません。手書きの時は、たとえば「ツムラ㊶　補中益気湯　1包　1日3回　毎食前　14日分」と記載しています。

Q41 医薬品と食べものの違いは法律上どのように規定されていますか？

　生薬は食物の延長ですが、法律上はどのように規定されているのでしょうか。人が経口的に服用する物が、薬事法に規定する医薬品に該当するか否かは、昭和46年の厚生省局長通知「医薬品の範囲に関する基準」（通称46通知）により判断されています。
　その中に、「専ら医薬品として使用される成分本質（原材料）リスト」と「医薬品的効能効果を標ぼうしない限り医薬品と判断しない成分本質（原材料）リスト」が明記されています。それぞれ、①植物由来物等、②動物由来物等、③その他（化学物質等）に分けられています。
　この成分リストは動物・植物の基原、その個体間での部位も特定しています。たとえば、「胆嚢」では、ウシ・クマ・ブタの胆嚢は医薬品の成分として扱いますが、コイやヘビの胆嚢はただちに医薬品の成分とはな

りません。また部位でも扱いは異なり、クズの根は「葛根」という名称で漢方薬・医薬品として扱いますが、クズの種や葉や花、葛粉でお馴染みのクズ澱粉は医薬品の成分として扱われません。だから、クズ澱粉は薬局ではなく、通常のスーパーで販売・購入できるわけです。

　また、「医薬品と判断しない成分本質（原材料）リスト」にあっても、「医薬品的効能効果を標ぼう」すれば医薬品として扱われます。その解釈も46通知に記載されています。

　たとえば、医薬品として認知されているビタミン製剤ですが、実は成分本質（原材料）の段階では医薬品ではありません。その上で、医薬品として各メーカーは製品毎に効能効果を厚生労働省へ申請、承認され医薬品として販売しているわけです。

　「医薬品的効能効果を標ぼう」する、の定義も決まっており、

(1) 疾病の治療または予防を目的とする効能効果
(2) 身体の組織機能の一般的増強、増進を主たる目的とする効能効果
(3) 医薬品的な効能効果の暗示

の3つが挙げられています。

　たとえば健康食品で、「糖尿病、高血圧、動脈硬化の人に……」や、「眼病、便秘に有効」等は(1)の理由でダメです。また、「疲労回復、老化防止、病中・病後、心臓の働きを高める、血液を浄化する」等も(2)の理由でダメです。医師や学者の談話を引用するのもダメで、これを健康食品に使用すると薬事法違反になります。「○○で知られる□□を原料とし、これに有効成分を添加、相乗効果等をもつ……」等もダメです。つまり、最近の健康関連食品のテレビCMで流されているような文言がぎりぎり限界ということです。

　また、広い地球上で新たに発見・クローズアップされる成分など「専ら医薬品として使用される成分本質（原材料）リスト」と「医薬品的効能効果を標ぼうしない限り医薬品と判断しない成分本質（原材料）リスト」ともに分類されていない場合もあります。そういった成分に関して

は厚生労働省などに判断を仰ぐことになりますが通常、製薬メーカーなどは（健康）食品としてではなく、医薬品とみなした扱いをすることが多く、生薬の大手であるウチダ和漢薬なども基本的に同様の対応としています。

漢方エキス剤製造メーカーの立場から

医療用漢方エキス剤の８割以上のシェアを占めるツムラの漢方製剤や情報に基づいています。

Q42 製品番号の付け方に意味はあるのでしょうか？

ツムラの漢方エキス剤は①番から(138)番まであります。しかし、④、⑬、㊷、㊹、㊾、(94)、(129)、(130)、(131)、(132)は欠番です。葛根湯①と升麻葛根湯(101)、八味地黄丸⑦と六味丸(87)と牛車腎気丸(107)、小柴胡湯⑨と小柴胡湯加桔梗石膏(109)、半夏厚朴湯⑯と茯苓飲合半夏厚朴湯(116)、五苓散⑰と茵蔯五苓散(117)、小青竜湯⑲と苓甘姜味辛夏仁湯(119)、桂枝茯苓丸㉕と桂枝茯苓丸加薏苡仁(125)のように関連がありそうな番号が付けられているものもあります。また、ツムラのパッケージの色は下一桁の番号で色が決まっています。つまり、①、⑪、㉑などは同じ色です。

Q43 OTC 用漢方製剤と医療用エキス末の違いはありますか？

ツムラでは、6 処方（葛根湯①、八味地黄丸⑦、柴胡桂枝湯⑩、黄連解毒湯⑮、五苓散⑰、桂枝茯苓丸㉕）以外はすべて、医療用エキス末を転用しており、エキス量はすべて、医療用の 2 分の 1 としています。つまり、多くの場合 OTC で購入して、服用量を合わせれば医療用医薬品と全く同じということです。

Q44 医薬品製造販売指針で代用可能なものはありますか？

医薬品製造販売指針にて代用可能な生薬は、以下の6種です。防風はハマボウフウ、芒硝は硫酸ナトリウム、阿膠はゼラチン、薄荷はハッカ、石膏はセッコウ、桂皮はケイヒで代用可能とされています。

Q45 ツムラの芒硝は、実は無水硫酸ナトリウムって本当ですか？

漢方エキス剤で芒硝を用いているものは、承認申請上、代替品として日本薬局方の無水硫酸ナトリウムを用いています。つまり、天然の含水硫酸ナトリウムではなく、無水硫酸ナトリウムという化学合成品で代用しています。

Q46 桂枝湯など処方名は桂枝なのになぜ桂皮を使用しているのですか？

日本漢方のバイブルである「傷寒論」「金匱要略」で"桂枝"とあるのは、今日の日本における桂皮に該当すると思われます。また、日本における臨床の積み重ねも桂皮で行われました。漢方製剤の承認条件は「日本で発達した処方」と定められているため、桂皮を使用しているそうです。

Q47 ツムラの膠飴は、実は粉末飴って本当ですか？

大建中湯⑩は、山椒、乾姜、人参の他、膠飴が使用され、1日量の組成はそれぞれ、2g、5g、3gおよび10gとされています。10gも膠飴が入っています。しかし、膠飴を使ってエキスを製剤化すると、吸湿性がいちじるしく、服用量も多くなることから、ツムラ大建中湯⑩エキスにおいては、膠飴の代用として、でんぷんを酵素分解により糖化し精製した粉末飴を使用しています。小建中湯⑲エキスや黄耆建中湯⑱エ

キスなども膠飴ではなく、粉末飴です。

　膠飴は、米等のでんぷんを麦芽汁で糖化して作った飴のことで、その組成はマルトース45～50％、オリゴ糖40～45％から成っています。一方ツムラの粉末飴は、トウモロコシでんぷんから微生物由来の酵素を用い、麦芽は使用していません。その組成は、マルトース約85％、グルコース約5％、オリゴ糖約10％から成り、膠飴よりマルトースが濃縮されています。

Q48 乾姜・生姜の使い分けはどうなっているのですか？

　実は、「生姜」「乾姜」については、現在の日本と中国とでは意味するものが異なっています。日本の生姜は生のショウガ（中国の乾姜）のコルク皮を去り乾燥させたもので、日本の乾姜は生のショウガを蒸すまたは湯通しして乾燥させたものです。承認基準となっている『一般用漢方処方の手引き』では生姜・乾姜のいずれを用いてもよいこととなっているため、各々のメーカーの考え方により「生姜」「乾姜」のいずれかが選択されています。

Q49 白朮・蒼朮の使い分けはどうなっているのですか？

　承認申請は主に「一般用漢方処方の手引き」に基づいて行われており、このなかでは、「朮」と記載されている場合はどちらを使用してもよいことになっています。作用に差があるようにも思えますが、モダン・カンポウの立ち位置は漢方エキス剤しか使用しませんので、そういうこともあるのだと割り切って理解して下さい。

Q50 修治はどのようにしているのですか？

　古典などには修治方法が細かく記載されている場合があります。修治とは生薬に加工を施して作用を増したり、副作用を減らすことです。

しかし、日本では修治について特にこだわらない傾向があり、副作用や毒性の強い生薬のみ修治しているのが現状です。これは、江戸から明治時代においてほとんどの生薬を輸入に頼り、修治の技術がなく、また修治品は価格が高いなどの理由で、日本において修治しない生薬を使用し、少ない生薬量で臨床が盛んに行われ、特に修治を必要としない日本独特の漢方ができあがったものと推定されます。炙って用いる甘草を炙甘草といい炙甘草湯(64)にのみ使用されています。附子は減毒を目的に高圧蒸気処理した修治附子が使用されています。

Q51 漢方エキス剤の1日量が処方により異なるのはなぜですか？

漢方エキス剤は乾燥エキスと賦形剤などの添加物でできています。各処方により得られる乾燥エキス量は異なりますが、基本的にツムラでは115処方は7.5 g/日とするように添加物の量を調節して製剤設計しています。つまり1包2.5 gより多くなるものが例外的にそれ以上の分量となっているのです。1包3 gは9処方で小青竜湯⑲、麦門冬湯㉙、白虎加人参湯㉞、炙甘草湯(64)、芎帰膠艾湯(77)、清肺湯(90)、滋陰至宝湯(92)、人参養栄湯(108)、柴苓湯(114)です。1包3.5 gは1処方で大防風湯(97)です。小建中湯(99)と大建中湯(100)は1包2.5 gですが1回2包服用となっています。黄耆建中湯(98)は1包3 gですが1回2包服用となっています。

Q52 光、温度に対する安定性について教えて下さい

一般に有機化合物は光、特に紫外線により活性化され、空気中の酸素により分解されたり、分子間で反応したりします。漢方エキス剤も種々の有機化合物を含有しており、光に当てることにより変質することは十分に考えられます。また、温度に対しても有機化合物は高温になるほど不安定になり、特に湿気がある場合は、さらに不安定となります。したがって、漢方製剤は乾燥状態で遮光し、涼しい所に保管して下さい。ツムラの漢方エキス剤の有効期限は大建中湯(100)が3年、他は5年です。

Q53 グリチルリチンやエフェドリンの含量は？

　実は、ツムラからは指標成分の含量は公表されていません。その理由は、指標成分の含量の多少によって品質の良否を判断する事例が多く見られるためだそうです。たとえば、人参（にんじん）サポニンや柴胡（さいこ）サポニンは表皮部分に多く存在するため、生薬として使用する部分である主根より、捨てる部分のヒゲ根に多いことが判明しています。あくまでも指標成分は生産の場での、品質をモニターする指標と位置付けられています。しかし、それぞれのロットで主成分の含有量などは公表してもよいのではないかと思いますが。

Q54 漢方エキス剤服用後の生薬成分の血中濃度は？

　多くの新薬は開発段階で必ずヒトにおける有効成分の血中濃度を測定しています。そのため、漢方製剤についても、含有成分の血中濃度の結果を求められる場合があります。しかし、漢方製剤は多成分系の薬剤であり、数種の成分の血中濃度のデータが、その漢方製剤全体の動態を表すことにはなりません。また1成分あたりの含量が少なく、血中で測定できるだけの量にならないなどの理由より、ヒトにおける生薬成分の血中濃度のデータが少ないというのが現状です。

Q55 企業努力にも限界が？

　ライン上で化学合成する西洋薬剤と違い8割を中国からの輸入品に依存している生薬は値段が上下します。人件費や気候などにも左右されます。最近は中国の経済成長から生薬の値段が高騰し、表のように、保険薬価がメーカー希望価格のはるか下に設定されているものが多数を占めます。売れば売るほど赤字ということですね。これでは、漢方・生薬メーカーが努力をしても限界ですね。もう少し保険薬価を上げてもらわなければ、保険診療でのカンポウ診療の存続は難しくなります。

生薬国内使用量上位38品目、価格比較

順位	生薬名		主な産地	保険薬価	U社のメーカー希望価格
1	甘草	カンゾウ	中国産	1,015	1,600
2	芍薬	シャクヤク	中国産	1,370	1,400
3	桂皮	ケイヒ	中国産	775	950
4	茯苓	ブクリョウ	中国産	1,135	1,600
5	大棗	タイソウ	中国産	830	1,500
6	半夏	ハンゲ	中国産	2,185	4,500
7	人参(生干)	ニンジン	中国産	8,575	8,166
8	当帰	トウキ	中国産	1,625	1,800
9	麻黄	マオウ	中国産	600	850
10	膠飴	コウイ	—	—	—
11	葛根	カッコン	中国産	815	800
12	蒼朮	ソウジュツ	中国産	685	1,700
13	薏苡仁	ヨクイニン	中国産	430	630
14	柴胡	サイコ	中国産	2,200	3,000
15	大黄	ダイオウ	中国産	955	1,200
16	白朮	ビャクジュツ	中国産	1,540	2,330
17	センナ	センナ	インド	455	960
18	地黄※	ジオウ	中国産	785	1,250
19	黄芩	オウゴン	中国産	955	1,450
20	石膏	セッコウ	中国産	450	550
21	川芎	センキュウ	日本産	1,085	1,150
22	沢瀉	タクシャ	中国産	700	900
23	生姜	ショウキョウ	中国産	710	1,100
24	滑石	カッセキ	中国産	735	730
25	牡丹皮	ボタンピ	中国産	910	2,150
26	黄耆	オウギ	中国産	1,240	1,550
27	桔梗	キキョウ	中国産	850	2,930
28	熊笹葉	クマザザ葉	日本産	—	1,250
29	陳皮	チンピ	日本産	540	700
30	乾姜	カンキョウ	中国産	740	1,400
31	山梔子	サンシシ	中国産	760	1,200
32	麦門冬	バクモンドウ	中国産	1,115	5,500
33	トウガラシ	トウガラシ	中国産	605	—
34	黄柏	オウバク	日本産	1,305	1,780
35	防風	ボウフウ	中国産	1,030	3,700
36	桃仁	トウニン	中国産	1,225	3,000
37	薄荷	ハッカ	中国産	895	1,650
38	山茱萸	サンシュユ	中国産	2,725	3,000

上記は平成20年度（薬剤としての）国内使用量統計順です。（日本漢方生薬製剤協会調べ）
保険薬価、U社のメーカー希望価格は平成24年4月1日時点でのものです。
10位の膠飴は生薬ではないため、除外しております。
※熟ジオウを含みます

参考文献

1) 松田邦夫，稲木一元：臨床医のための漢方［基礎編］．カレントテラピー，1987．
2) 大塚敬節：大塚敬節著作集　第1巻〜第8巻 別冊．春陽堂，1980-1982．
3) 大塚敬節，矢数道明，清水藤太郎：漢方診療医典．南山堂，1969．
4) 大塚敬節：症候による漢方治療の実際．南山堂，1963．
5) 稲木一元，松田邦夫：ファーストチョイスの漢方薬．南山堂，2006．
6) 大塚敬節：漢方の特質．創元社，1971．
7) 大塚敬節：東洋医学とともに．創元社，1960．
8) 大塚敬節：漢方ひとすじ：五十年の治療体験から．日本経済新聞社，東京，1976．
9) 松田邦夫：症例による漢方治療の実際．創元社，大阪，1992．
10) 日本医師会 編：漢方治療のABC．医学書院，東京，1992．
11) 三潴忠道：はじめての漢方診療十五話．医学書院，東京，2005．
12) 花輪壽彦：漢方診療のレッスン．金原出版，東京，1995．
13) 松田邦夫：巻頭言：私の漢方治療．漢方と最新治療13（1）：2-4，世論時報社，東京，2004．
14) 新見正則：本当に明日から使える漢方薬．新興医学出版社，東京，2010．
15) 新見正則：西洋医がすすめる漢方．新潮社，東京，2010．
16) 新見正則：プライマリケアのための血管疾患のはなし 漢方診療も含めて．メディカルレビュー社，東京，2010．
17) 新見正則：フローチャート漢方薬治療．新興医学出版社，東京，2011．
18) 新見正則：じゃあ，死にますか？　リラックス外来トーク術．新興医学出版社，東京，2011．
19) 新見正則：簡単モダン・カンポウ．新興医学出版社，東京，2011
20) 新見正則：じゃあ，そろそろ運動しませんか．新興医学出版社，東京，2011．
21) 新見正則：iPhoneアプリ「フローチャート漢方薬治療」
22) 篠田達明：徳川将軍家十五代のカルテ．新潮社，東京，2005．

あとがき

　本当に明日から使える漢方薬シリーズは出版社の予想に反して皆様から好評を頂いています。著者自身も驚いています。著者としては本当に嬉しいのです。

　10年前なんとなくカンポウに興味を持ちました。でもカンポウの広い海をさまよいながら、やはり僕には無理だと思うことも多々ありました。そんな迷いを一気に払拭することができたのは松田邦夫先生との偶然の出会いです。僕は人の縁には本当に恵まれていると思っています。松田先生に週に一度教えていただくようになり、僕が辿った約10年間を、もっとわかりやすく、もっと簡単に、そしてより多くの医師に歩んで頂きたいと思って書き下ろしているのが「本当に明日から使える漢方薬シリーズ」です。

　カンポウをある特定の集団だけのものにしたのでは、近い将来カンポウは滅びるのではないかと思っています。西洋医であれば誰でもカンポウを使用できる日本で、もっと簡単に西洋医が処方し、そしてたくさんの困っている患者さんを救済してもらいたいのです。

　しかし、一方で大切なことは、昔の知恵の継承です。僕は自分自身が非常に疑い深く、へそ曲がりで、自分が納得しないものは、心の底からは信頼できません。ですからカンポウをそんな懐疑心の目で見ることも未だにあります。そんな自分がいながら、カンポウの素晴らしさを松田先生から直に教えて頂いています。そして漢方の神髄に生涯をかけて近づきたいと思っています。

　まだまだ書物のアイディアは果てません。僕が歩んだ遠い道を、遙かに短い時間で多くの方に歩いてもらうための方法を開発したいのです。

　僕も益々の勉強が必要です。皆様の知恵や力が必要です。まず、モダン・カンポウの普及を、漢方の神髄への歩みを一緒にやりましょう。

　本書の執筆に当たり、多大なるご支援をいただいた株式会社ツムラの野村貴久氏、株式会社ウチダ和漢薬の海堀公彦氏、新興医学出版社の林峰子社長に深謝申し上げます。

【著者略歴】

新見　正則（にいみ　まさのり）　Masanori Niimi, MD, DPhil, FACS

1959年生まれ	
1985年	慶應義塾大学医学部卒業
1993年〜1998年	英国オックスフォード大学医学部博士課程留学 移植免疫学で Doctor of Philosophy（DPhil）取得
1998年〜	帝京大学医学部に勤務
2010年4月	愛誠病院（東京 板橋）漢方センター長

帝京大学医学部外科准教授，日本大学医学部内科学系統合和漢医薬学分野兼任講師，アメリカ外科学会フェロー（FACS），愛誠病院下肢静脈瘤センター顧問，愛誠病院漢方外来統括医師．

専　門
血管外科，移植免疫学，漢方医学，労働衛生コンサルタント，セカンドオピニオンのパイオニアとしてテレビ出演多数．漢方医学は松田邦夫先生に師事．

著　書
下肢静脈りゅうを防ぐ・治す．講談社，2002．西洋医がすすめる漢方．新潮社，2010．本当に明日から使える漢方薬．新興医学出版社，2010．フローチャート漢方薬治療．新興医学出版社，2011．リラックス外来トーク術 じゃあ，死にますか．新興医学出版社，2011．じゃあ，そろそろ運動しませんか？ 西洋医学と漢方の限界に気がつき，トライアスロンに挑戦した外科医の物語．新興医学出版社，2011．じゃあ，そろそろ減量しませんか？ 正しい肥満解消大作戦．新興医学出版社，2012

iPhone アプリ：フローチャート漢方薬治療も絶賛販売中！

3刷　　2015年5月28日
第1版発行　2012年5月28日

©2012

本当に今日からわかる漢方薬シリーズ
鉄則モダン・カンポウ

（定価はカバーに表示してあります）

検印省略

著者	新見　正則
発行者	林　峰子
発行所	株式会社 新興医学出版社

〒113-0033　東京都文京区本郷6丁目26番8号
電話 03（3816）2853　　FAX 03（3816）2895

印刷　三報社印刷株式会社　　ISBN978-4-88002-837-8　　郵便振替　00120-8-191625

- 本書の複製権・翻訳権・上映権・譲渡権・公衆送信権（送信可能化権を含む）は株式会社新興医学出版社が保有します．
- 本書を無断で複製する行為，（コピー，スキャン，デジタルデータ化など）は，著作権法上での限られた例外（「私的使用のための複製」など）を除き禁じられています．研究活動，診療を含み業務上使用する目的で上記の行為を行うことは大学，病院，企業などにおける内部的な利用であっても，私的使用には該当せず，違法です．また，私的使用のためであっても，代行業者等の第三者に依頼して上記の行為を行うことは違法となります．
- JCOPY 〈（社）出版者著作権管理機構 委託出版物〉
  本書の無断複写は著作権法上での例外を除き禁じられています．複写される場合は，そのつど事前に，（社）出版者著作権管理機構（電話 03-3513-6969，FAX03-3513-6979，e-mail：info@jcopy.or.jp）の許諾を得てください．

新見正則先生の大好評書籍 & iPhoneアプリのご案内

本当に明日から使える漢方薬シリーズ②
フローチャート漢方薬治療

著 新見正則（帝京大学医学部外科准教授）

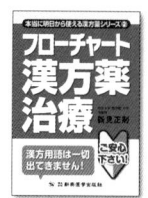

A6判 216ページ 定価1,995円
ISBN 978-4-88002-823-1

西洋医のためのモダン・カンポウ！
トラディショナル漢方とはまったく違う考え方がベースになっています。

大人気「本当に明日から使える漢方薬」のエッセンスともいえるフローチャート漢方薬治療。漢方理論も用語も一切なし。実臨床で即に役立つ。読者の先生から大好評書籍です。アプリには掲載されていない処方のヒントが満載です。

あの、「フローチャート漢方薬治療」が iPhoneアプリになった!!

● iPhoneアプリ 定価（2800円）

超ビギナー向け フローチャートで症状から処方を選ぶ大胆な発想で大人気の書籍が待望のアプリになって新登場。ますます使えるようになりました。

現代西洋医学では対応できない患者さんのいろいろな悩みを健康保険適用の漢方エキス剤で次々解決してください。App Storeにて絶賛発売中。

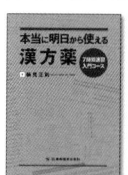

主な機能 ・症状で探す* / ・漢方薬あいうえお順* / ・漢方薬番号順* / ・漢方薬の構成生薬解説（保険適用病名付・写真付）* / ・生薬解説（写真付）* / ・生薬含有量順漢方薬一覧* / ・生薬の有無による検索機能付*
*アプリ版追加機能です。

本当に明日から使える漢方薬　7時間速習入門コース

著 新見正則（帝京大学医学部外科准教授）

B5判 162ページ 定価4,200円
（生薬・処方のカラー解説付）
ISBN 978-4-88002-706-7

覗いてみよう"妖怪の世界"あのセミナーが本になった！
10年前は妖怪とばかにしていた医師がサイエンスの視点で語る漢方の魅力

「わかりやすくて実践的」「最先端医療でもどうにもならない患者さんに効果があった」と全国の医師に大人気のセミナーを書籍化。東洋医学が西洋医学の補完医療となりうることを理解し、漢方薬で患者さんの訴えを次々解決しましょう。読めば試したくなる、漢方薬には半信半疑、使ったことがない、そんな臨床医におくる「新しい漢方の始め方」です。

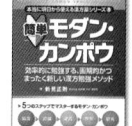

本当に明日から使える漢方薬シリーズ③
簡単 モダン・カンポウ　効率的に勉強する、画期的かつまったく新しい漢方勉強メソッド

著 新見正則（帝京大学医学部外科准教授）

A5判 139ページ 定価2,835円
ISBN 978-4-88002-824-8

大好評「本当に明日から使える漢方薬」シリーズ第3弾。「やっぱり漢方に親しめない」という人、漢方を専門としない西洋医の先生方向けにモダン・カンポウを解説しました。
現代西洋医学が完璧ではないことを納得し、漢方の長所と短所を理解し、自分で飲んでみて体験し、そして処方してみるという流れに沿って勉強してなんとなく胡散臭い、でも実は使ってみたいという漢方をぜひ処方できるようになってください。

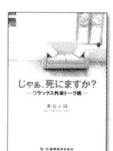

本当に明日から使える漢方薬シリーズ番外編
じゃぁ、死にますか？　リラックス外来トーク術

著 新見正則（帝京大学医学部外科准教授）

A5判変形 170ページ 定価1,890円
ISBN 978-4-88002-827-9

寺本民生先生ご推薦！
本書は、医師にとって必要とされている外来診療の、いわばテクニック集といってよいであろう。こう言うと味もそっけもないが、患者さんに対する愛情が根底になくてはならないということが肝である。患者さんに対する愛情、医師に対する信頼感という枠組みの中で発せられていい言葉や行動があるものである。医師自身が、まず自分の立ち位置をよく確認して、患者さんとの人間関係を、よく認識して接することが最も重要なのであると確信している。（推薦の序より抜粋）

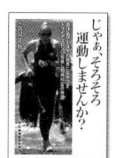

本当に明日から使える漢方薬シリーズ番外編②
じゃぁ、そろそろ運動しませんか？
西洋医学と漢方の限界に気がつきトライアスロンに挑戦した外科医の物語

著 新見正則（帝京大学医学部外科准教授）

A5判変型 182ページ 定価1,470円
ISBN 978-4-88002-831-6

50歳まで金槌であった外科医で漢方医の著者がなぜトライアスロンにはまってしまったのか。その魅力を笑いあり涙ありのエッセイで綴りました。トレーニングを開始し完走するまでの過程で、過酷なトライアスロンの魅力に加え、人生やビジネスにもつながる思いを熱く語っています。トライアスロンにまったく興味のない人にぜひご一読をお薦めいたします。

株式会社 新興医学出版社　〒113-0033　東京都文京区本郷6-26-8
TEL. 03-3816-2853　FAX. 03-3816-2895
http://www.shinkoh-igaku.jp
e-mail: info@shinkoh-igaku.jp

※定価は税5%込表示となっております

あの、「フローチャート漢方薬治療」がiPhoneアプリになった!!

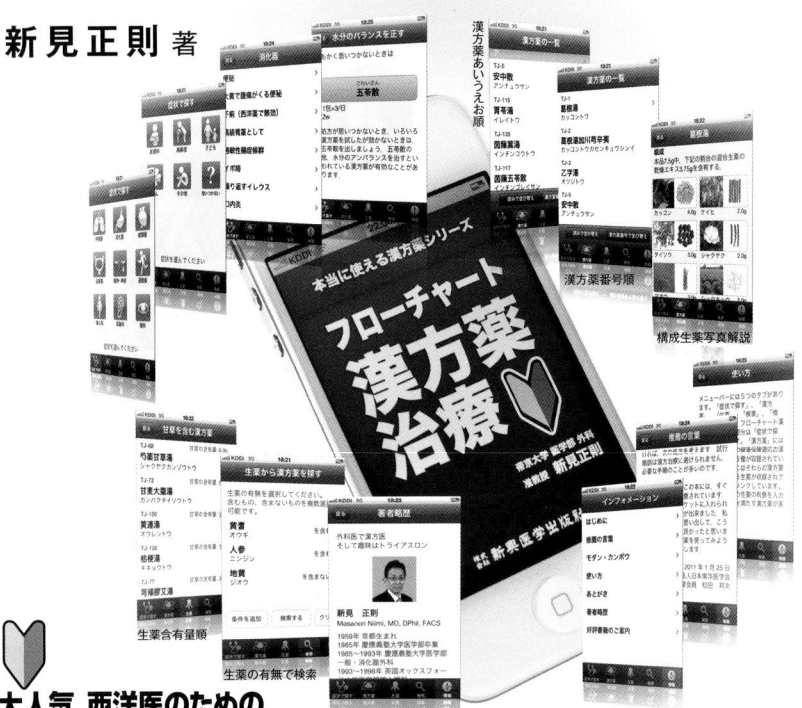

iPhoneアプリ
フローチャート漢方薬治療

新見正則 著

**大人気 西洋医のための
本当に明日から使える漢方薬シリーズ②
フローチャート漢方薬治療**

超ビギナー向け フローチャートで症状から処方を選ぶ大胆な発想で大人気の書籍が待望のアプリになって新登場。ますます使えるようになりました。現代西洋医学では対応できない患者さんのいろいろな悩みを健康保険適用の漢方エキス剤で次々解決してください。

定価**2,800**円（税5%込）
※App Storeでお求めください！（容量55.5MB、iOS 4.0以降のiPhone、iPod touch、iPad）

主な機能

■症状で探す
風邪にかかりたくない・咳・便秘・イボ痔・口内炎・頻尿・インポテンツ・起立性低血圧・頭痛・神経痛・認知症・悪夢・うつ状態・整形外科的疾患の痛み止め・坐骨神経痛・間歇性跛行・慢性腰痛・更年期障害もどき・月経前緊張症・経血量が多い・妊娠時の漢方・乳腺痛・花粉症・めまい・蓄膿症・扁桃炎・アレルギー性結膜炎・アトピー・蕁麻疹・手荒れ・にきび・帯状疱疹後の痛み・初期時の訴え・子どもの常備薬・虚弱児・手足のほてり・しびれ・疲れ・しゃっくり・しもやけ・透析の患者さんに・処方が思いつかない…etc

■漢方薬あいうえお順＊　　■生薬解説（写真付）＊
■漢方薬番号順＊　　　　　■生薬含有量順漢方薬一覧＊
■漢方薬の構成生薬解説＊　■生薬の有無による検索機能付＊
　（保険適用病名付・写真付）
＊アプリ版追加機能です。

株式会社 **新興医学出版社**
〒113-0033　東京都文京区本郷6-26-8
TEL. 03-3816-2853　FAX. 03-3816-2895
http://www.shinkoh-igaku.jp
e-mail: info@shinkoh-igaku.jp